発達障害をもつ子どもと成人、家族のためのADL

作業療法士のための技術の絵本

名古屋大学名誉教授
辛島千恵子

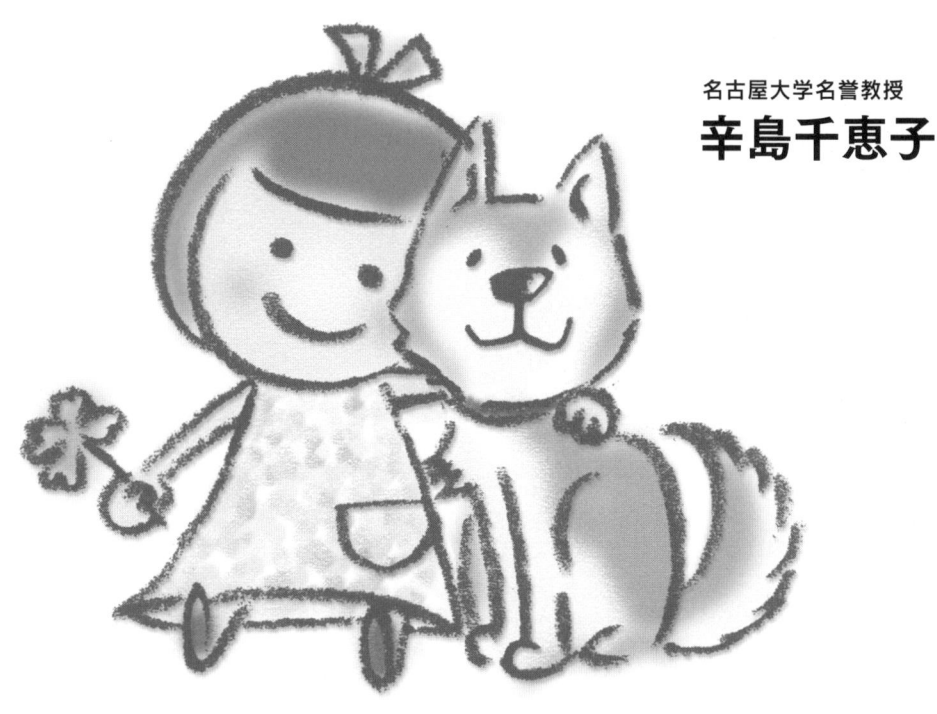

Activities of Daily Living

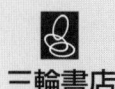
三輪書店

推薦のことば

　著者の辛島千恵子教授は，小児領域の作業療法士として30年以上働いてこられました．その臨床の経験を研究・教育するなかで，情熱と温かい心とを持って，技術と知識の理解と活用の仕方を，続く人たちに伝えたい，そして明日の発展への提案をしたい，と考えて本書を執筆されたと理解しています．

　私が辛島さんと初めてお会いしたのは，金沢大学に当時全国で初めて医療短期大学部が創設された1979年4月，ご主人の故辛島修二氏が助手として赴任され，講師として赴任した私も含めて，全教員と家族でスキーに行った時の宿の夕食時と記憶しています．その後，修二氏は退職し臨床に戻られた後，吉備国際大学の助教授となられましたが，しばらくして千恵子さんに私の元で研究を指導してほしいと依頼されました．金沢大学医学部保健学科の助手に就任された千恵子さんは，私の研究室の大学院生となり2005年3月，Developing a method of measuring positive emotions in people with profound mental retardation through the interpretation of 'facial expressions of happiness' を博士論文として成しました．その後，能力を発揮するのに最適な名古屋大学教授に就任され，最初の仕事の成果が本書であり，まさに吟味された経験によって立つ，発展への息吹を強く感じる内容として充実しています．

　養育者・作業療法士という用語によって，子どもへの接し方のニュアンスが表現されています．母の大らかな何をも許す愛が子どもが豊かに育つためのベースにあるとして，その上で子どもがその能力を表し，試し，獲得し，身に付けていくための，温かくも理論的な見方と，とらえ方と指導・誘導の仕方の実践を養育者・作業療法士が行うことの技術理論が，本書全体で構成している特色なのではないかと考えています．

　タイトルはADLですが，子どもの生活はすべてが広い意味のADLです．この広義のADLで子どもが能力をチャレンジできるようにするための，技術の実践を通した上での理論です．例えば第3章では三間表を提案していますが，これはその時の状況で何が最適かを抽出しようとするもので，T，P，Oのそれぞれを分析することで，児の欲求に深く気づき，より有効に働きかけるためのものです．

　辛島先生はとても出来た人ですから，実践を踏まえた技術・理論が丁寧に正確に書かれています．若いOTは確実に習得され，その児がゆとりを持てるように接することで，子どもたちの生活の日々の活動のなかに，出来たと，楽と，能力の輝き，笑顔を引き出していく時に，本書は活きると考え，推薦いたします．

　2008年2月

金沢大学大学院医学系研究科保健学専攻
リハビリテーション科学領域　　生田宗博

序

　本書は，発達障害をもつ子どもと成人，その家族と出会う作業療法士のためのADLの専門書です．私は，1978年にS市の母子通園施設から作業療法士として出発しました．その小さな通園施設では，「障害をもった子どもとその家族がそれぞれのとりまかれた社会の中で生き生きと幸福感を感じながら生きていく」を療育目標にして，各専門職が実践をしていました．ある養育者の方から「先生は，技術はまだまだやけれど，まぁ，優しいからなんとかなるで．」と励まされた光景は，30年余り経た今でも鮮明です．その言葉をバネに先輩から，技術を学びました．たくさんの失敗をしながらも，作業療法にたどり着きたいという思いで随分と回り道をしたように思います．そのようななかで，子どもたちや成人の方，その家族との出会いは，命の重たさに匹敵するほどの尊い時間であったことを今になって痛感し，その出会いに感謝の思いでいっぱいになるのです．それらすべての時間が人としての生きる練習であったように思います．そして，今ようやく作業療法士が執筆する「発達障害をもつ子どもと成人，家族のためのADL―作業療法士のための技術の絵本―」を出版するはこびになりました．

　少子高齢化と申しましても，未来を担う子どもたちが障害のあるなしにかかわらず，自己実現できるような社会体制と子どもたちの育ちを支える専門家を育てることは急務と考えます．まだまだ，発達障害領域の作業療法士が少ないなか，子どもたちの住む近くの総合病院や一般病院，在宅サービスで発達障害を専門としない作業療法士の方々の担う役割も大きくなってきました．本書の執筆の大きな動機は，どの領域の病院にいても，発達障害をもつ子どもとその家族に出会った作業療法士が，子どもと養育者の育ちに関心を寄せて，成果を示すことができるADLの技術を示したいと考えたことです．また，協会や県，府士会主催の研修会などで「発達障害児のADL―理論と実践―」をお話させていただくなかで，発達障害を専門とする作業療法士の方が意外にも，ADLの実践に困っておられたことが2つめの動機です．実践で成果を示せないのは，対象者から発信されるADLの改善というディマンズがそのまま，作業療法目標として置き換えられていることと，機能障害にのみ焦点をしぼったADLプログラムの域から脱していなかったことが主な要因です．

　本書と「実践編」（本年5月発行予定）の特徴は，ノーマライゼーションの理念に基づき，医学モデルと生活モデルを融合させた，作業療法評価とICFによる統合と解釈に基づいた，作業療法計画の全貌を明らかにするなかで，ADLの技術を具体的に示したことです．

　技術には，スタンダードな要素とアートの要素があります．前者は評価の統合と解釈に裏づけられた作業療法計画と目的を達成するための手段を示します．そして，後者はその手段で介入することで，環境や活動と子ども，養育者と子どもの関係に作用し，変化（効果）をもたらすことから生じる人と活動の一体感と感動です．これらが，作業療法の技術の核心と考えます．

本書では，主にスタンダードな技術の根拠を発達障害をもつ子どもの特性と基本的ADLの制限から解説しました．さらに，子どもと養育者の生活のいとなみの評価と解釈から，子育て支援とADL支援のための作業療法計画を具体的に示しました．また，技術のアートの部分は，「実践編」にて本書の第3章と第4章に基づいて実践報告を行うなかで示しました．そして，本書と「実践編」ともに，子どもと活動，養育者，作業療法士の交互作用（transaction）の様子を，イラストで綴ることで，絵本を読んでいただく感覚で作業療法の感動をお伝えするようにしました．

　作業療法実践場面のすべてをイラストにしていただきたいという，要望をお聞き受けくださいました三輪書店様と，本書のお写真のご協力をいただきました金沢こども医療福祉センター・石川整肢学園の安本大樹作業療法士はじめ，スタッフの皆様に深謝いたします．

　本書を手がかりに日々の実践の成果を語ってくださる，後輩作業療法士の凛とした笑顔に未来を委ね，さらに共に作業療法にたどり着けるように歩んでいきたいと思います．

　子どもたちの未来は，私たち作業療法士の日々の努力によって切り開かれることを確信いたします．そして，作業療法士の努力が，子どもたちの今をハッピーにして，さらに，ハッピーな未来を築く礎となることを願い，本書を作業療法の発展に捧げたいと思います．

2008年　向春
辛島千恵子

本書の構成と読み進め方

[構成について]

「発達障害をもつ子どもと成人,家族のための ADL ―作業療法士のための技術の絵本―」は本書の「理論編」と本年 5 月発行予定の「実践編」から構成されています.

1.「理論編」(本書)

　第 1 章「子どもと家族の生活と ADL」では,お子さまと養育者の育ちを,生活のいとなみからとらえ,作業療法評価に活かせるように解説し,生活のいとなみと ADL の育ち,ADL 技術の根拠について述べました.

　第 2 章「発達障害をもつ子どもの特性と基本的 ADL」では,疾患別で基本的 ADL の機能障害と活動制限を解説し,作業遂行要素,感覚統合機能,コミュニケーションの発達の視点から説明を加えました.

　第 3 章「発達障害をもつ子どもと成人の真のニーズを明確にする評価と作業療法計画」では,個別支援計画(療育計画)に作業療法計画を位置づけ,計画立案のプロセスを解説しました.また,医学モデルと生活モデルの視点から,ICF,生活の地図,三間表の臨床的応用について説明を加えました.

　第 4 章「基本的 ADL ―失敗しない子育て支援,ADL 支援」では,作業療法士の方が臨床で初めて発達障害をもつお子さまとご家族にお会いしても,効果と成果を示すことができる基本的技術を作業療法計画のなかで具体的に示し解説しました.

2.「実践編」(本年 5 月発行予定)

　「理論編」の第 3 章と第 4 章に基づいて,作業療法評価,評価の統合と解釈,作業療法計画を「事例報告指針」に沿って具体的にまとめました.北は秋田県から南は福岡県の発達障害の子育て支援,ADL 支援のエキスパートの方が,従来の作業療法評価に加えて,生活の地図,三間表,ICF を道具にして,評価の統合と解釈に裏づけられた作業療法計画と効果と成果を示しました.技術のアートの要素をお伝えいたします.

[本書の読み進め方]

1. 発達障害を専門としている作業療法士の方

・第 1 章の「1. 発達と ADL」「4. 基本的 ADL の発達の根拠」と「5. 生活のいとなみのなかに ADL 技術の根拠をみる」からお子さまと養育者の生活のいとなみに,子育て支援と ADL 支援に必要な技術の根拠があることを読み取ってください.

・ご自身の作業療法評価と作業療法計画の見直しをするために第 3 章と第 4 章を読み進めてください.

・第 2 章は,子育て支援と ADL 支援のための評価計画立案のご参考にしてください.また,臨床教育のご指導にお役立てください.

2. 他領域が専門の作業療法士の方と発達障害をもつお子さま，成人の方と初めて出会う作業療法士の方
・第2章から，発達障害をもつお子さまの特性を理解したうえで，子育てやADLの活動，参加，制限，制約を理解して，お子様の評価計画の立案にお役立てください．
・次に第3章，第4章と読み進めて，具体的に作業療法計画立案と実施に進んでください．
・何度か作業療法を実施した後に，第1章を読まれることで，お子さまと養育者の生活のいとなみを評価する大切さが実感されると思います．

3. 地域の保育士，学校の先生方や成人の福祉施設職員の方
・第2章からお子さまの特性を理解し，彼らが，新しい環境や課題に取り組む時に努力していることにお気づきください．
・次に第3章，第4章と読み進んでいただいて，保育計画や特別支援教育計画にお役立てください．
・第1章からは，養育者や家族から生活のいとなみをじっくり傾聴することの大切さを感じ取ってください．
・成人施設職員の方は，特に第1章，第2章から対象者（利用者）の成長のプロセスを理解していただいたうえで，生活施設のなかでの職員の役割について考える資料にしてください．

4. 作業療法学専攻，理学療法学専攻の学生の方
・発達障害領域の評価実習や臨床実習に向けての学内での学習に役立ててください．
まずは，第2章からADL遂行上の機能障害と活動制限の理解を深めてください．
・次に第1章から子どものADLの総合的な発達と発達の基盤を理解してください．
・第3章と第4章は，臨床実習で担当したお子さまの評価計画立案と実施，作業療法計画立案に役立ててください．その時には，必ず臨床教育指導者から指導を受けるようにしてください．

5. 発達障害の治療学を担当する教員の方
発達障害評価学実習，発達障害治療学，発達障害治療学実習でご使用ください．

6. ご家族の皆様
・作業療法士がどのようなサービスを提供できる専門職かを本書からご理解ください．そして，お子さまの作業療法サービスの説明を要求してくださることが，子どもたちの生活支援に携わる作業療法士を育てる道しるべとなると考えます．
・第1章からは，ご家族の方との生活のいとなみの尊さをご確認ください．お子さまとの生活のいとなみのなかで，彼らの「不思議な力」を発見してください．

目次 発達障害をもつ子どもと成人，家族のためのADL

第1章 子どもと家族の生活とADL

1. 発達とADL ……………………………………………………………………………… 1
- ① 生活のいとなみのなかにADLの発達の根拠をみる …………………………… 2
- ② 生活場面にADL技術の根拠をみる ……………………………………………… 7
- ③ 発達領域におけるADL …………………………………………………………… 8
  - 1) 基本的日常生活活動（基本的ADL） ………………………………………… 8
  - 2) コミュニケーション日常生活活動（CADL） ……………………………… 9
  - 3) 手段的日常生活活動（手段的ADL）・地域生活活動 ……………………… 10
- ④ 基本的ADLの基盤 ………………………………………………………………… 11
  - 1) 感覚統合機能の発達 …………………………………………………………… 11
  - 2) 発達の指標と感覚統合の発達 ………………………………………………… 18
  - 3) コミュニケーションの発達とADL …………………………………………… 19
    - (1)微笑の共有 ………………………………………………………………… 19
    - (2)目と目の絆（eye contact） ……………………………………………… 20
    - (3)視線（テーマ）の共有 …………………………………………………… 20

2. 子どもと家族の発達と作業療法 ……………………………………………………… 22
- ① 子育て支援に必要な作業療法技術の背景 ……………………………………… 22
  - 1) 子育て機能の変化 ……………………………………………………………… 22
  - 2) ライフステージにおける家庭と社会の役割 ………………………………… 23
    - (1)乳児期（0～1歳） ………………………………………………………… 24
    - (2)幼児期（1～6歳） ………………………………………………………… 24
    - (3)学童期（6～12歳） ……………………………………………………… 24
    - (4)青年期（12～24,5歳） …………………………………………………… 25
- ② 養育者の発達 ……………………………………………………………………… 25
  - 1) 子どもの誕生に伴う生活の変化 ……………………………………………… 26
  - 2) 養育者の知覚＝評価システム ………………………………………………… 26
  - 3) 発達障害をもつ子どもの養育者の発達と作業療法士の基本的態度 ……… 27

3．家族の生活と ADL ……………………………………………………………… 28
　1 乳児期（0〜1 歳半） ………………………………………………………………… 28
　2 幼児期（1 歳半〜6 歳） ……………………………………………………………… 28
　　1）1 歳半〜3 歳 ……………………………………………………………………… 28
　　2）4〜6 歳 …………………………………………………………………………… 29

4．基本的 ADL の発達の根拠 ……………………………………………………… 30

5．生活のいとなみのなかに ADL 技術の根拠をみる ……………………… 37
　1 「食事」と「更衣」 …………………………………………………………………… 37
　2 ADL 技術の根拠 ……………………………………………………………………… 39

6．子育て支援と ADL 支援 ………………………………………………………… 39
　1 子育て支援と作業療法士の役割 …………………………………………………… 40
　2 ADL 支援と作業療法士の役割 ……………………………………………………… 40

第 2 章　発達障害をもつ子どもの特性と基本的 ADL

1．脳性麻痺をもつ子ども …………………………………………………………… 46
　1 身体的，精神的機能障害の特性 …………………………………………………… 46
　　1）作業遂行要素 …………………………………………………………………… 46
　　2）感覚統合機能 …………………………………………………………………… 46
　　3）コミュニケーション …………………………………………………………… 47
　2 基本的 ADL の制限 ………………………………………………………………… 47
　　1）移動と機能的座位姿勢の発達 ………………………………………………… 47
　　2）移動と機能的座位姿勢の制限 ………………………………………………… 48
　　3）食事活動の制限・摂食機能の障害 …………………………………………… 48
　　4）清潔（入浴・整容）活動の制限 ……………………………………………… 50
　　5）更衣活動の制限 ………………………………………………………………… 52
　　6）排泄活動の制限 ………………………………………………………………… 53

2．知的障害をもつ子ども …………………………………………………………… 55
　1 身体的，精神的機能障害の特性 …………………………………………………… 55
　　1）作業遂行要素 …………………………………………………………………… 56
　　2）感覚統合機能 …………………………………………………………………… 56
　　3）コミュニケーション …………………………………………………………… 57
　2 基本的 ADL の制限 ………………………………………………………………… 58

1）二次性動因とADL ·· 58
　　　2）二次性動因の障害とADL制限 ································ 58
　　　3）バランス障害とADL制限 ······································ 59
　　　4）食事活動の制限 ·· 59
　　　5）清潔（入浴・整容）活動の制限 ······························ 60
　　　6）更衣活動の制限 ·· 60
　　　7）排泄活動の制限 ·· 61

3．重度心身障害をもつ子ども ·· 62
　1 身体的，精神的機能障害の特性 ·· 62
　　　1）作業遂行要素 ··· 63
　　　2）感覚統合機能 ··· 63
　　　3）コミュニケーション ·· 64
　2 基本的ADLの障害 ·· 64
　　　1）基本的ADLと関係が深い医療管理 ··························· 64
　　　　(1)鼻腔経管（経鼻経管栄養） ··································· 65
　　　　(2)吸引 ·· 65
　　　2）基本的ADLと関係が深い姿勢指導 ··························· 65
　　　3）摂食機能の障害 ·· 66
　　　4）清潔（入浴・整容）活動の介助に応えようとする時に生じる制限 ··· 66
　　　5）更衣活動の介助に応えようとする時に生じる制限 ······· 67
　　　6）排泄活動の介助に応えようとする時に生じる制限 ······· 68
　　　　(1)尿失禁 ··· 69
　　　　(2)便秘 ·· 69

4．骨・関節疾患をもつ子ども（先天性多発性関節硬化症）
　　　　·· 69
　1 身体的，精神的機能障害 ·· 69
　　　1）作業遂行要素 ··· 70
　　　2）感覚統合機能 ··· 70
　　　3）コミュニケーション ·· 70
　2 基本的ADL制限 ··· 70
　　　1）食事活動の制限 ·· 70
　　　2）更衣活動の制限 ·· 71
　　　3）清潔（入浴・整容）活動の制限 ······························ 71
　　　4）排泄活動の制限 ·· 71

5．二分脊椎症をもつ子ども ·· 72
　1 身体的，精神的機能障害 ·· 72

1）作業遂行要素 …………………………………………………………… 72
　　　2）感覚統合機能 …………………………………………………………… 72
　　　3）コミュニケーション …………………………………………………… 72
　　2 基本的 ADL の制限 ……………………………………………………………… 73
　　　1）清潔（入浴・整容）活動 ……………………………………………… 73
　　　2）更衣活動の制限 ………………………………………………………… 73
　　　3）排泄活動の制限と制約 ………………………………………………… 74

6．分娩麻痺をもつ子ども …………………………………………………………… 74
　　1 身体的，精神的機能障害 ………………………………………………………… 74
　　　1）作業遂行要素 …………………………………………………………… 74
　　　2）感覚統合機能 …………………………………………………………… 75
　　　3）コミュニケーション …………………………………………………… 75
　　2 基本的 ADL の制限 ……………………………………………………………… 75
　　　1）更衣活動の制限 ………………………………………………………… 75
　　　2）清潔（入浴・整容）活動 ……………………………………………… 76
　　　3）排泄活動 ………………………………………………………………… 76

7．自閉性障害をもつ子ども ………………………………………………………… 76
　　1 身体的，精神的機能障害 ………………………………………………………… 76
　　　1）作業遂行要素 …………………………………………………………… 77
　　　2）感覚統合機能とコミュニケーション ………………………………… 77
　　2 基本的 ADL の制限 ……………………………………………………………… 78
　　　1）食事活動，摂食機能の制限 …………………………………………… 79
　　　2）清潔（入浴・整容）活動の制限 ……………………………………… 79
　　　3）更衣活動の制限 ………………………………………………………… 79
　　　4）排泄活動の制限 ………………………………………………………… 80

第3章　発達障害をもつ子どもと成人の真のニーズを明確にする評価と作業療法計画

1．ICF を共通言語として利用し，真のニーズを明確にする
　　　　………………………………………………………………………………………… 84
　　1 ICF とは ………………………………………………………………………… 84
　　2 歴史的必然性としての ICF …………………………………………………… 85
　　　1）ICIDH の誕生と疾病の変化 …………………………………………… 85
　　　2）1982 年以降のスウェーデンの「障害」のとらえ方 ………………… 85

3）国際障害者年とICF 86
　③ICFと個別支援 86
2．個別支援計画作成における作業療法士の役割 88
3．生活の地図，三間表と子育て支援，ADL支援 89
　①生活の地図 89
　　1）「生活の地図」の作り方 90
　　2）活用目的 90
　　3）活用方法 90
　②三間表 90
　③個別支援計画づくりにみる「生活の地図」 92
4．個別支援のなかでADLのニーズを明確にする 93
　①個別支援計画における作業療法 94
　②作業療法評価のプロセス（ADL支援と子育て支援） 94
　　1）①に至るまでの評価プロセス―子育て支援 95
　　2）①に至るまでの評価プロセス―ADL支援 98
　　3）⑦の評価プロセス―子育て支援とADL支援 98
　　4）⑦の作業療法計画―子育て支援とADL支援 100
5．作業療法計画 100
　①子育て支援 100
　②ADL支援 102

第4章　基本的ADL─失敗しない子育て支援，ADL支援

1．作業療法計画と治療理論 105
　①子育て支援，ADL支援の基礎となる作業療法の実践理論の紹介 105
　②失敗しない子育て支援，ADL支援の基礎となる作業療法計画と治療理論 ... 106
　　1）脳性麻痺をもつ子どもの作業療法計画と治療理論 106
　　2）知的障害をもつ子どもの作業療法計画と治療理論 112
2．基礎理論と技術 115
　①からだと環境とのより良い交互コミュニケーションを支える技術 115
　　1）育児場面から学ぶ姿勢指導の意味 115
　　2）育児場面から学ぶ抱っこと椅子 116
　　3）子どもの遊びから学ぶADL遂行に必要な姿勢 119
　　4）姿勢と道具 121

　　　　(1)食事 ································· 121
　　　　(2)更衣動作 ····························· 122
　　　　(3)排泄動作 ····························· 123
　　　　(4)整容動作 ····························· 123
　3．脳性麻痺と知的障害の特性と技術 ············· 124
　　1 脳性麻痺と知的障害の特性とADL支援の原則 ········· 125
　　2 道具に活かされる原則 ······················ 126
　　　1）皿固定台とテーブル ···················· 126
　　3 ADLの姿勢に活かされる原則 ·············· 127
　　　1）後ろもたれ半立位，半膝立ち位と前もたれ姿勢 ··········· 127
　4．基本的ADLの遂行を促すための動作分析と
　　　応用行動分析理論，交互コミュニケーション
　　　としての姿勢とその支援 ···················· 129
　　1 動作分析 ································· 129
　　　1）摂食，更衣，排泄動作の特徴 ············ 129
　　2 応用行動分析理論 ·························· 130
　　　1）応用行動分析理論とは ·················· 131
　　　2）形成化（shaping）と連鎖化（chaining） ········ 131
　　　3）望ましい行動を強化する方法 ············ 132
　　　4）望ましくない行動を軽減させる方法 ······ 133
　　3 子どもの自発性を促す姿勢 ·················· 133
　　　1）立位バランスが未熟な場合の工夫 ········ 134
　　　　(1)ズボン着脱時の片手動作 ·············· 134
　　　2）座位バランスが未熟な場合の工夫 ········ 134
　　　　(1)ズボン着脱時の片手動作 ·············· 134
　5．支援の実際―動作分析と応用行動分析理論，
　　　交互コミュニケーションとしての姿勢とその支援 ········· 136
　　　1）最重度知的障害をもつ対象者の摂食 ······ 136
　　　2）脳性麻痺をもつ子どものズボンの着脱 ···· 138
　　　3）知的障害をもつ子どものボタンかけ ······ 139
　　　4）脳性麻痺をもつ子どもと知的障害をもつ子どもの便座への着座 ········· 140

　索引 ······································· 143

表紙絵　田中佐知子
装　丁　クラフト　大友　洋

第1章 子どもと家族の生活とADL

1. 発達とADL

　図1は，家庭での登園準備の様子である．さて，子育て経験のない若い作業療法士や男性の作業療法士は，これだけの説明でこの女の子がどのような場面で，何をしていて，誰に何を語りかけようとしているか，また，誰が女の子にどのような働きかけをしているかというイメージを広げられるだろうか？

　私たち作業療法士は子育て経験のあるなしにかかわらず，子どもたちの生活の一場面から生活のいとなみを理解していく知識と技術が必要である．作業療法士の育成過程において，ADLの発達は，○○歳で××ができるといった発達指標でとらえることに重点が置かれてきた．しかし，これからは，生活のいとなみから子どものADLの育ちの評価を行い，ADL支援に活かしていける作業療法士でなくてはならない．

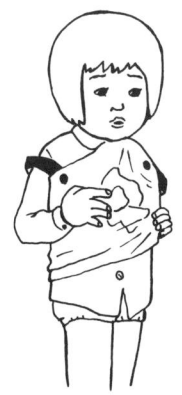

図1　うまく着れるかな？

1 生活のいとなみのなかにADLの発達の根拠をみる

　では，図1の課題だが，正直にいって難しく感じた作業療法士の方もいたのではないだろうか．表1は作業療法士が従来参考にしてきたADLの発達指標の一部を表している．また，ADLの発達指標の代表ともいえる「PEDI－リハビリテーションのための子どもの能力低下評価法」[1]から障害のない子どもが各能力を習得する時期（範囲）を表2に示す．これらの発達表からわかることは○歳…××ができる，または○歳の75％は××ができるというものである．また，作業療法士の国家試験の内容もこのようなADLの指標を問う問題が主である．対照的に表3はどうだろうか．「養育者に助けられながら…」「促されて…」「自分からしようとする」「思うようにいかず」「助けを求めたり…」「大人が手を出すのを嫌う」などと養育者と子どもの関係のなかで，できることが述べられている．また，「自分からしようとする」「…動かし方を体得する…」「…興味をもつ」「見えるところのボタンを…」などと，子どもの更衣にかかわる主体性の発達と更衣活動のなかから生まれる気づきや関心が記載されている．これは保育士，幼稚園教諭養成のための専門書[2〜5]から改変したものであるが，幼児教育課程のなかで位置づけられた標準的なADL指標である．子どもと養育者，更衣活動（＝作業）の交互作用（transaction）から記載されたADL発達指標といえる．

　表3には，「この時，自分でしようとする…」「自分でしようとしても思うようにいかず…」「ひとりでしようとし…」などの記載からADLの発達にはなくてはならない自立の芽生えが養育者と子，更衣活動との交互作用のなかで明確に記載されている．そのため，生活のいとなみのなかでの養育者と子どもと更衣活動（活動）の交互作用がイメージしやすい．つまり，子どものADLの発達は生活のなかで養育者が無意識に行っている働きかけや，衣服を子どもに手渡す向きやことばかけが子どものADL活動を遂行する手がかりとなっている．これら，無意識になされているかのような働きかけを養育者に気づいてもらうことが，育児に自信をもってもらえる第一歩でもある．私たち作業療法士は図1を見ながら，養育者が側にいなくても，励ましの声かけで，自分でしようとする，または，自分ですると言って我を通している，というイメージを広げて生活のいとなみをも理解し解釈することが大切である．

　かぶりシャツがなぜ自分で着られるようになったのか，その根拠がわからないままでは子育て支援やADL支援のプロとはいえないのである．図1から是非，図2の生活のいとなみをイメー

表1　更衣脱着の発達指標の例

年齢	更衣の発達
2歳前半	・パンツ・くつ・ソックスを脱ぐ ・シャツを脱ぐ
2歳後半	・シャツを着る ・パンツ・くつ・ソックスをはく（ウエストがゴムのもの）
3歳半	・前開きシャツを着る ・ボタンをはずす

表2　障害のない子どもが各能力を習得する時期

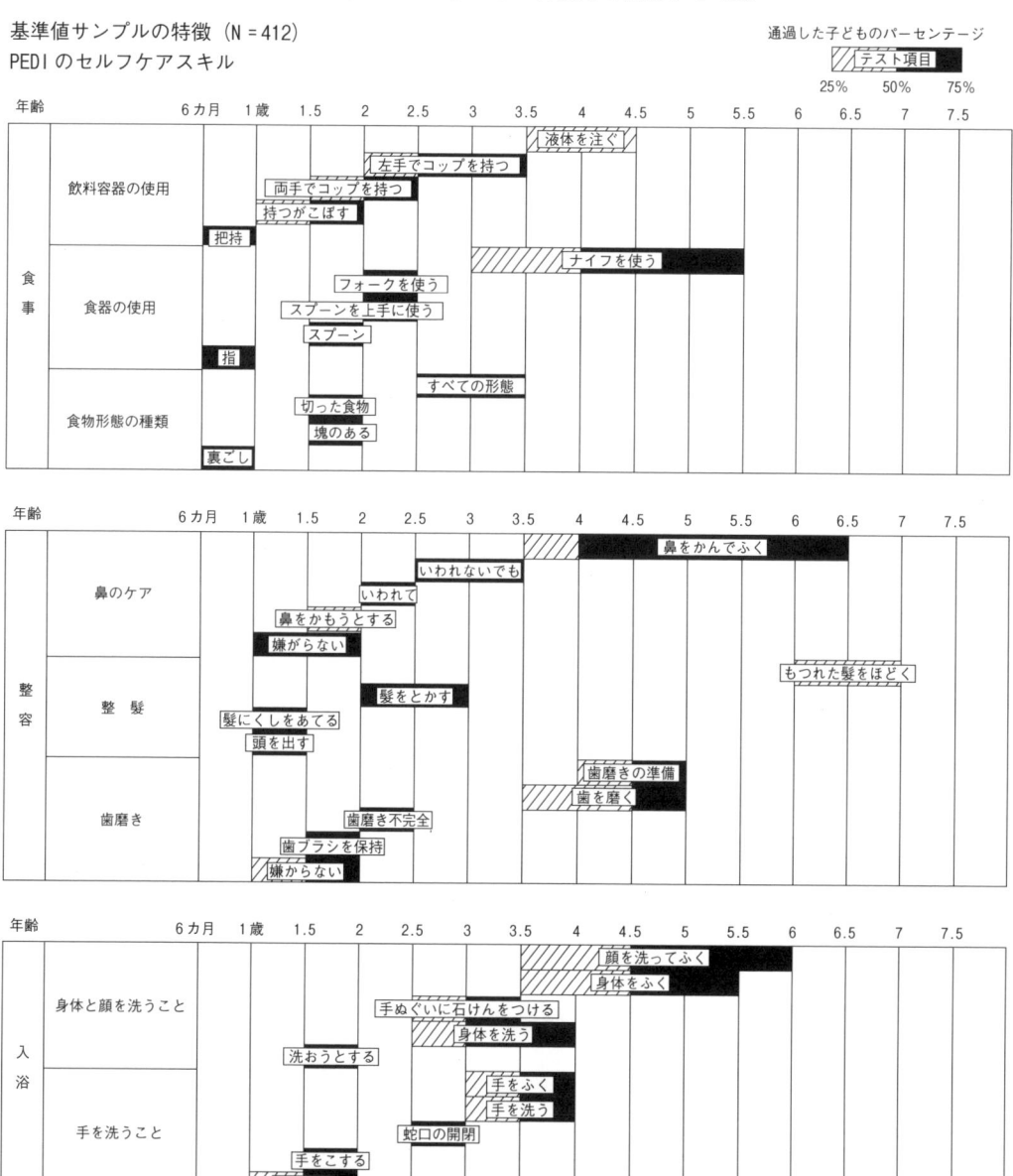

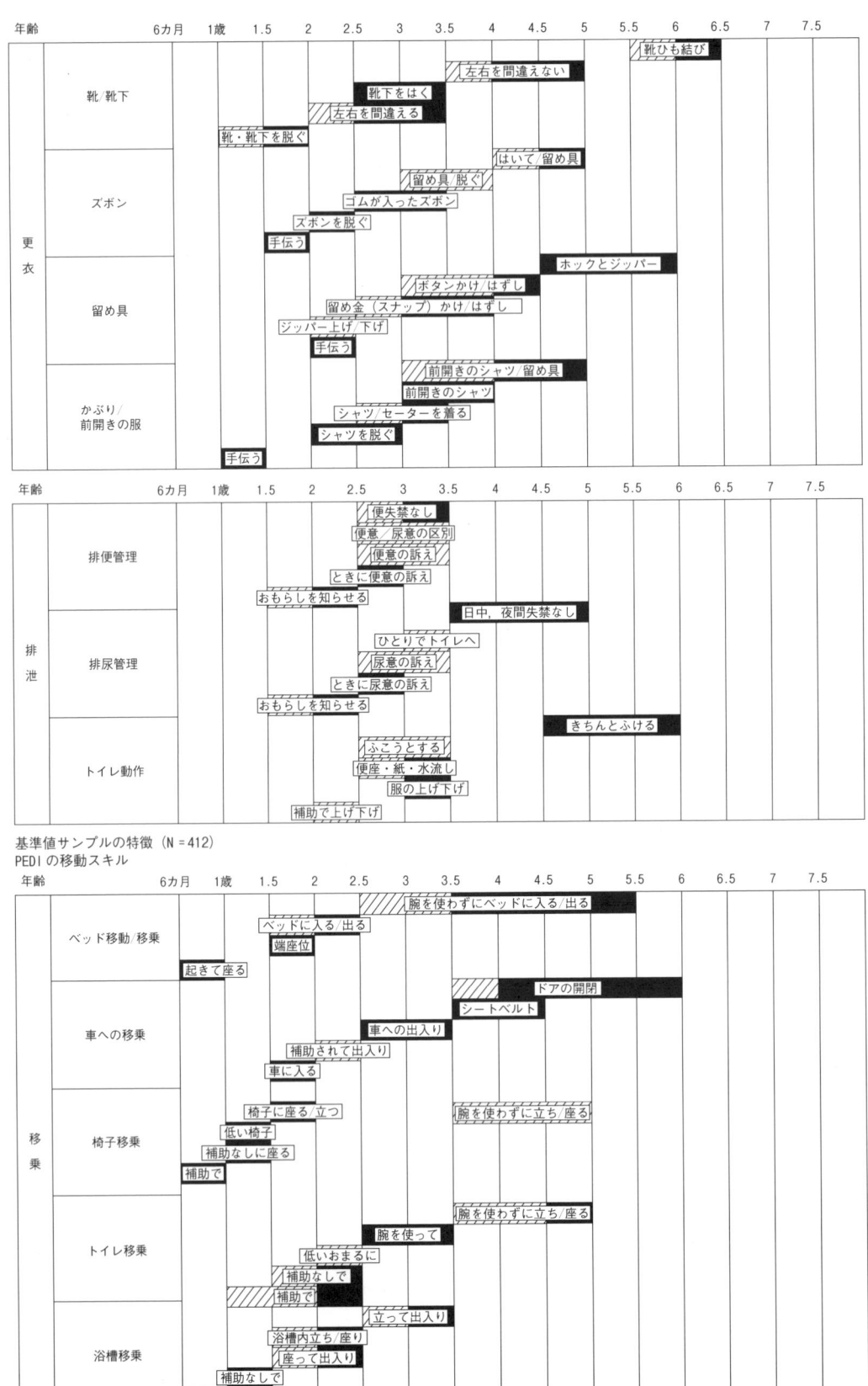

基準値サンプルの特徴（N = 412）
PEDIの移動スキル

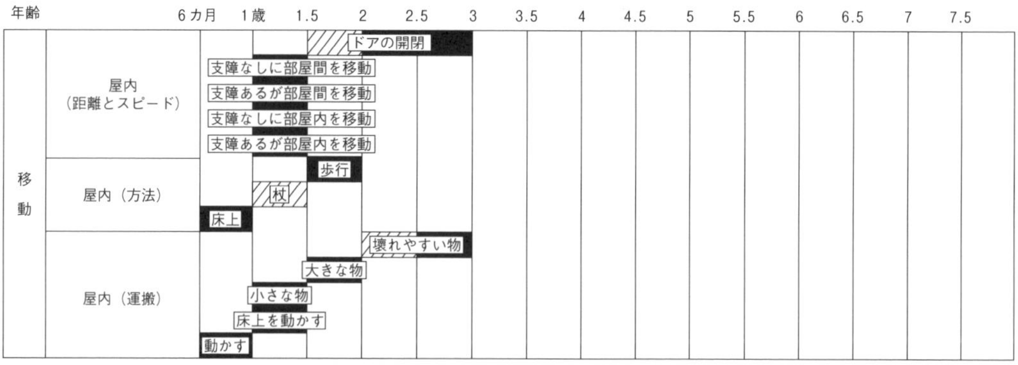

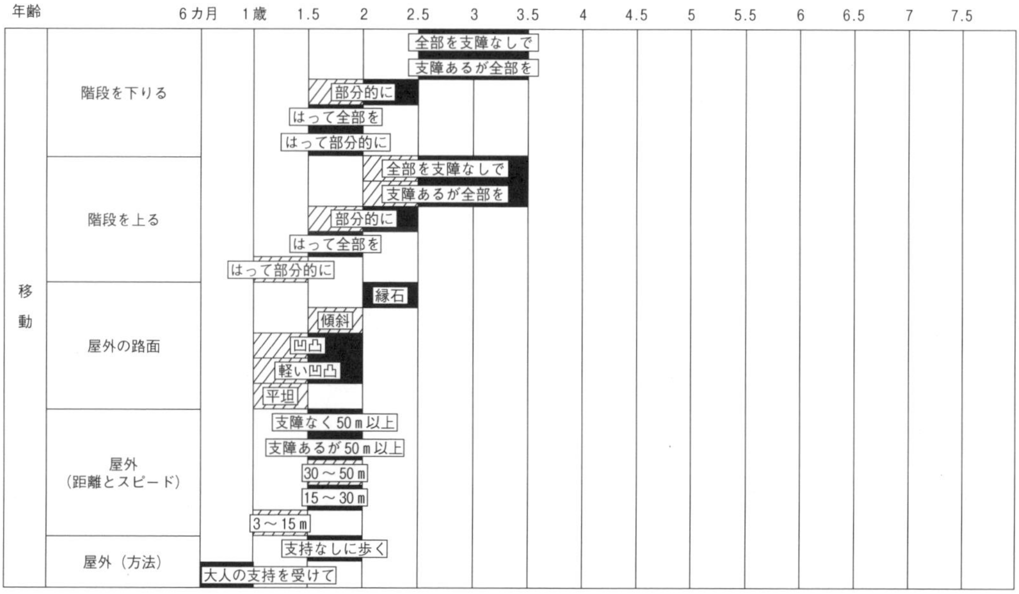

1. 発達と ADL　5

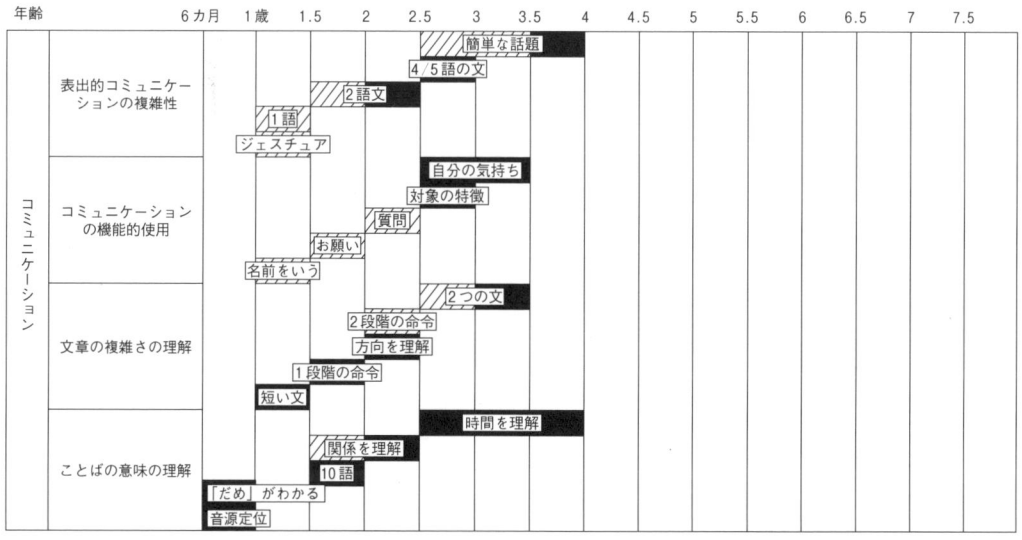

基準値サンプルの特徴（N = 412）
PEDI の社会的機能スキル

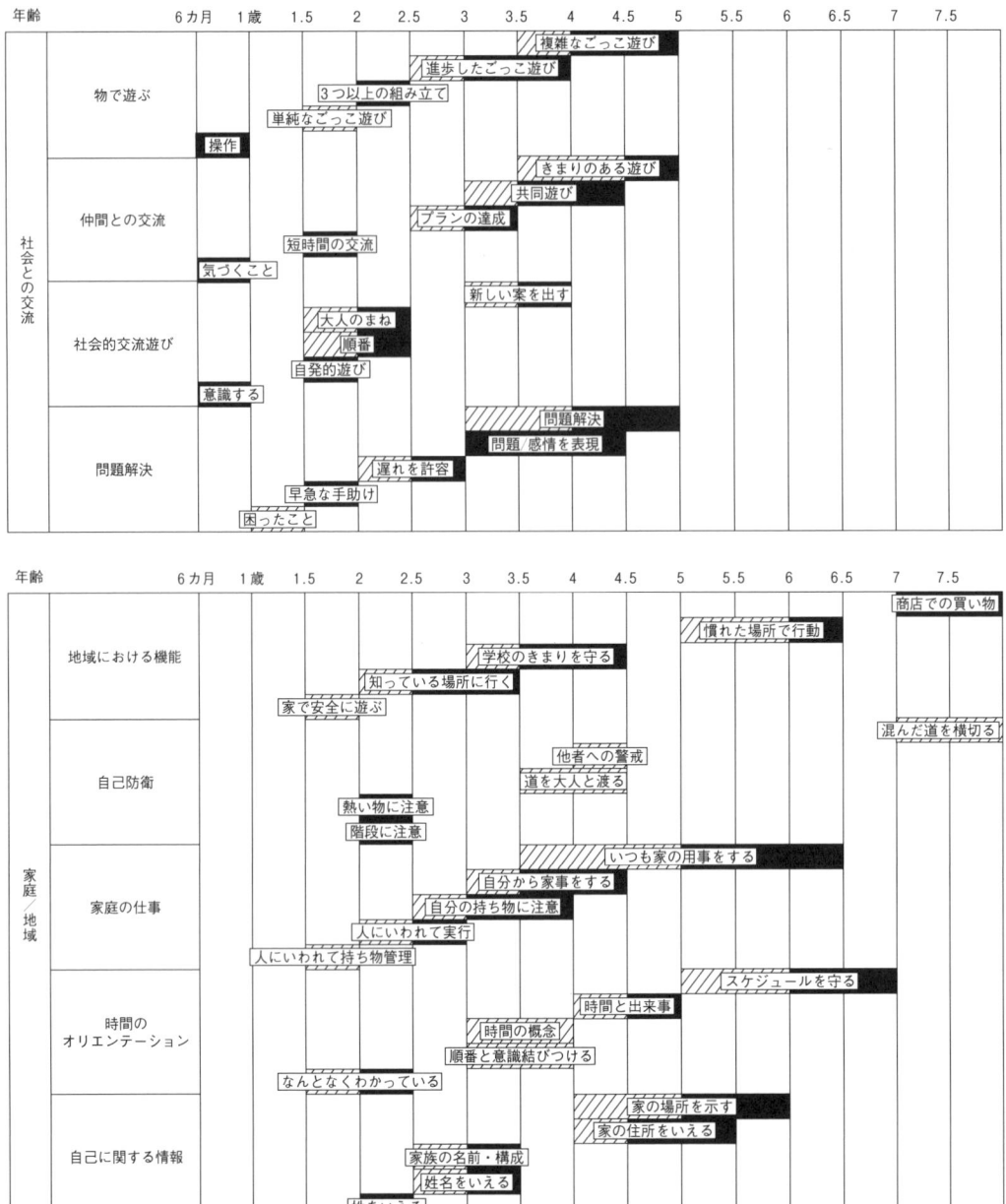

(S.M.Haley et al.(原著), 里宇明元, 近藤和泉, 問川博之(監訳):PEDI リハビリテーションのための子どもの能力低下評価法. 医歯薬出版, pp227-232, 2003 より引用)

表3　更衣脱着の発達指標の例

年齢	子どもの姿
2歳前半	・養育者に助けられながらパンツなど簡単なものを身につける ・促されて着ているものを脱ごうとするが，この時自分からしようとする ・パンツ・くつ・ソックスを脱ぐ ・自分でしようとしても思うようにいかず，助けを求めたりしながらも，全身を動かしているうちに，しだいに手足の動かし方を体得していく ・スナップ，ボタンのはめはずしに興味をもつ
2歳後半	・パンツ・くつ・ソックスをはく ・シャツ，上着を着ようとする ・衣服を脱いで，きまったところに入れたり置いたりする ・ひとりでしようとする，大人が手を出すのを嫌う ・何でも上手に脱ぐ ・見えるところのボタンをはずすことができる
3歳前半	・できないことは養育者に訴えて手助けしてもらえる ・見えるところのボタン，スナップのはめはずしを自分でしようとする ・印を見て，前・後ろがわかってくる

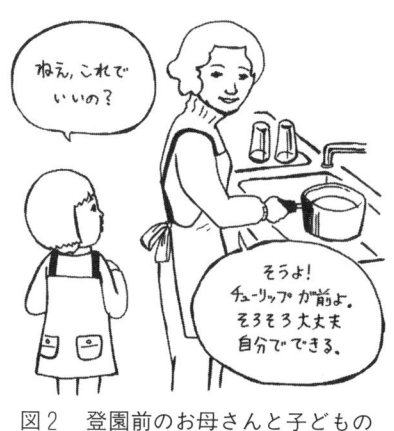

図2　登園前のお母さんと子どもの様子

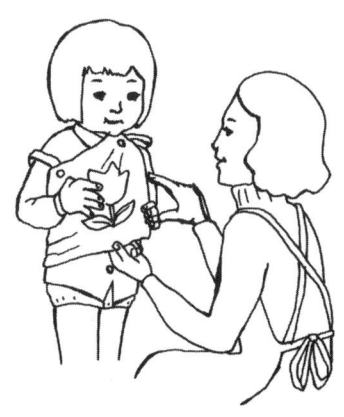

図3　子どもの訴えに気づき，側に寄って働きかける

ジして頭のなかに描けるように努力することが必要である．

2　生活場面にADL技術の根拠をみる

　図3は図2の子どもが自分でしようとしてもうまくできなかった場合に，その様子を養育者が気づき，側に寄ってきて手助けをしている様子である．まず主体者の子どもはアップリケの側をお腹側に引っ張るように肩関節，肘関節，手指を動かしている．衣服のどの部分を把持して引っ張るとよいのかがわからない様子である．養育者は，①ジャンパースカートの裾を前方に誘導し，②アップリケを指さしして，③「チューリップのアップリケが前よ」と言う．この①〜③の働きかけを同時に行い，次に子どもが，自分の手をスカートの下に持ち替えて，自ら前方に引っ張るような動作が感じられたら，養育者は①の働きかけを止めるであろう．また子どもが「アップリケ」と言いながらアップリケに気づいて前方に引っ張る力をいっそう強めることで，養育者は

「できる，できる」「もう少しね」という励ましをしながら，ジャンパースカートを前方に誘導している手を離すのではないだろうか．

このように養育者の何気ない働きかけをよく観察すると，子どもができないところに具体的に手助けを行い，子どもの注意が向かいやすいように子どもの好きなアップリケや指さしによって，活動や行為の遂行の手がかりを与えているのである．①の働きかけは専門用語で身体促進，②③は弁別刺激または手がかりという（詳細は第4章）．

さらに大切なことは，子どもが自発的にできるようになったら，自然に手助けの量を減らし，その自発性を誉めてあげることばを投げかけることである．つまり，称賛することで子どもの成功の確認と成功感の共有を行っているのである（成功体験を通して行われる快情動の交流）．これらの生活のいとなみには基本的ADLの発達の根拠と作業療法士のADL技術の根拠が潜んでいるのである．作業療法士が子育て支援やADL支援をする対象児の生活はさまざまである．だからこそ作業療法士は支援の基礎技術（後述）と子どもとその家族の生活，地域との生活の概要（生活地図）を深く理解する努力が必要で，その努力によってこそ，子どもやその家族に応じた個別の支援（真に必要としているものを見つけ，支援する）が可能となるのである．

3 発達領域における ADL

Pedretti[6]が「日常生活活動および生活関連活動（instrumental activities of daily living；IADL）は個人が環境において自立するための自己維持，移動，コミュニケーション，家事，地域生活などの活動」という定義を基にして作成したADLの範囲と基盤を図4に示す．大項目の基本的日常生活活動（以下，基本的ADL），コミュニケーション日常生活活動（以下，CADL），手段的日常生活活動（以下，手段的ADL）は，江藤らの「ADL-20の評価」[7]の項目から引用した．さらにそれに地域生活活動を加えた．基本的ADLは，移動，身のまわり活動．CADLは意思の伝達と情報の理解．手段的ADLは，屋内活動，屋外活動に分類し，さらに小項目は，幼児教育関連の書籍[2〜5]から著者が改変して列挙した．手段的ADLと地域生活活動の具体的な項目を参考までに図5に示す．従来の作業療法評価の統合に使用されてきたICIDHでは，機能障害の改善に重点が置かれていたために障害が重い子どもや成人の方は基本的日常生活活動への支援が中心となっていたが，本書で提案する子育て支援やADL支援では，障害が重くても地域生活活動に重点が置かれてADL支援を行うことを念頭に置いて読み進めていただきたい．

1）基本的日常生活活動（基本的 ADL）

基本的ADLは移動と身のまわり活動とに分類される（図4）．これら基本的ADLは，ひとがひとらしく社会で生活していくうえで必要不可欠なもので，一般的に移動は起居，移乗，歩行・階段昇降を指す．移動は粗大運動発達そのものである．新生児から重力に抗する運動が開始され，腹臥位では徐々に抗重力伸展活動が，仰臥位では抗重力屈曲活動が発達しながら，からだに働く立ち直り反応やバランス反応が基礎となり移動運動が発達する．身のまわり活動は，食事，排泄，

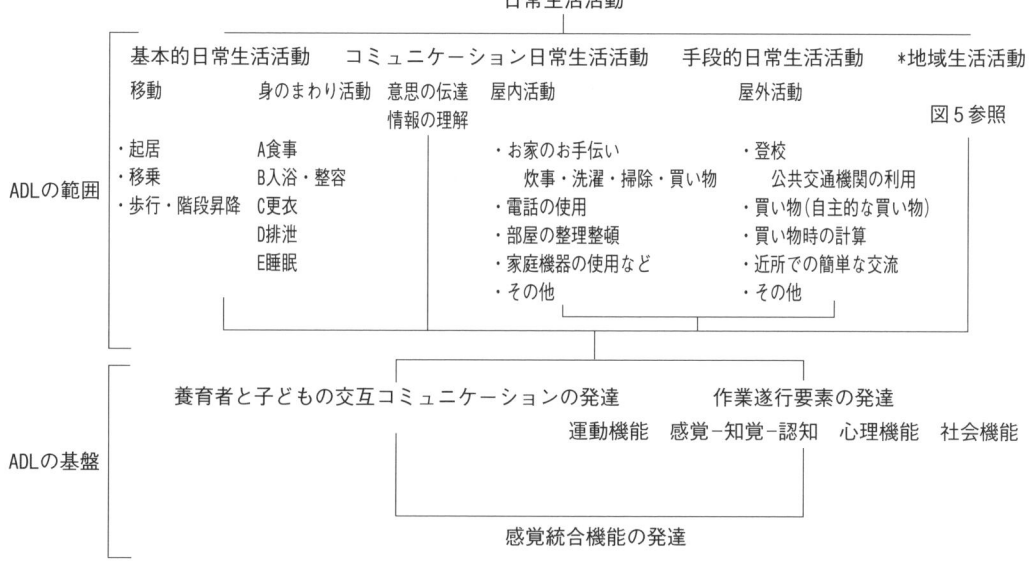

＊地域生活活動：子どもの社会参加‥保育園，幼稚園，学校集団での活動全般と定義する

図4　ADLの範囲とADLの基盤

睡眠，清潔（入浴・整容を含む），更衣を指すものである．これらの活動は子どもが健康に育つための基本である．食事は，偏食をしない，よく咀嚼して食べる．栄養面や消化機能面からみても健康な身体の基礎がつくられる基本となる．排泄も，決まった時刻に行えるようになり，失敗してしまうような我慢はしないというのが健康の基本である．

　清潔（入浴・整容）は，手・足・その他身体のいろいろな部分を清潔にすること．日中の活動の基本となる睡眠は，規則正しく行われていることが健康のバロメーターともいえる．更衣は朝起きての着替えから始まり，運動をして暑くなったら衣服を脱いで調節するなど，子どもの生活に必要な行為である．基本的ADLは，おおよそ3歳半までに発達し，それぞれの家族の生活のありようによってその後も発達するものである．乳児期（0～1歳）は，日々の育児のなかで，身のまわり活動が自分でできるようになるための基礎となる運動機能，感覚-知覚-認知機能，心理機能，社会機能の発達が育まれる．養育者の育児によって生命維持能力，生活リズムづくり，養育者や家族との基本的信頼関係が育まれる時期である．幼児期（1～6歳）の前半は身のまわり活動の育ちを手助けすることが中心である．しかし，乳児期とは異なり，家族のなかの兄弟や保育園，幼稚園の仲間との2者関係や3者関係，集団関係から模倣や観察学習，言語的コミュニケーションが道具となり，身のまわり活動を主体的に学んでいくようになる（図22）．

2）コミュニケーション日常生活活動（CADL）

　CADLは意思の伝達と情報の理解である．これらは，非言語的活動も含めて日常生活での養育者との交互コミュニケーションの関係から育まれるため，図4に示すようにADLの基盤として，養育者と子どもの交互コミュニケーションの発達を位置づけている．

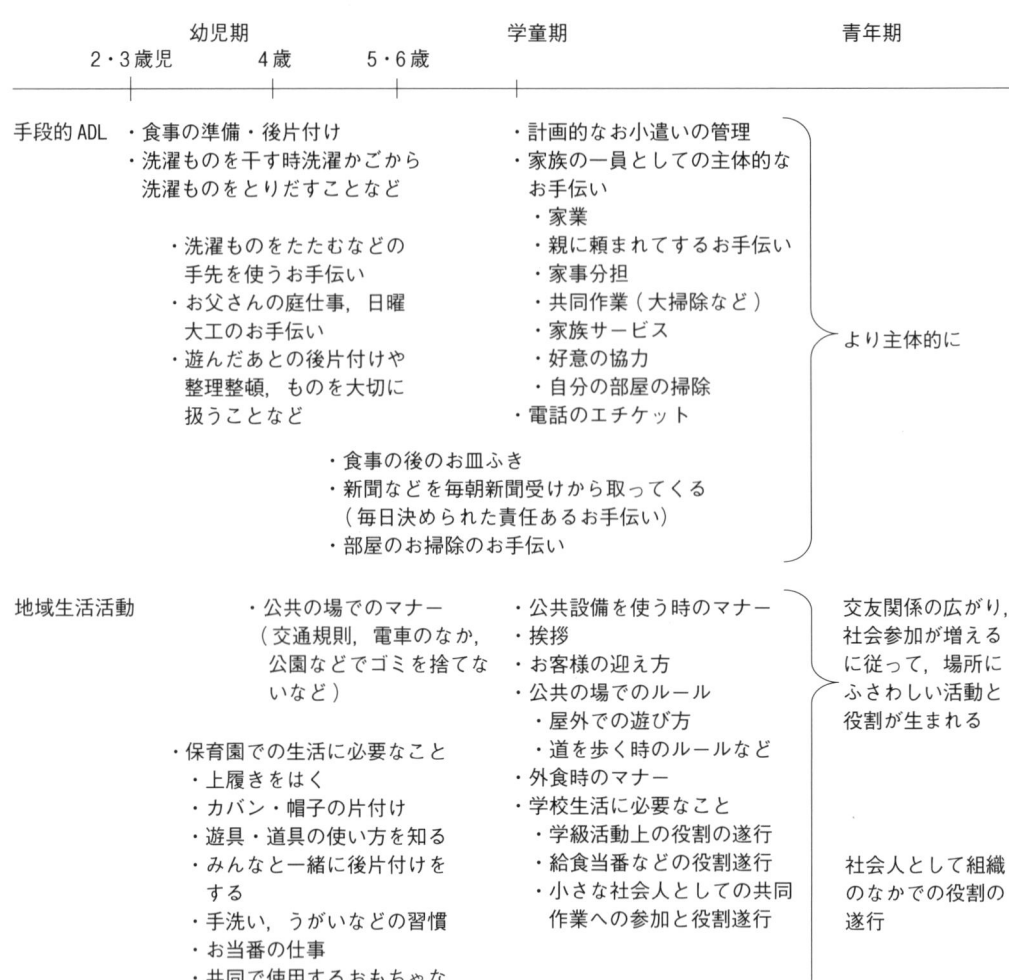

図5 発達領域における手段的ADLと地域生活活動

3）手段的日常生活活動（手段的ADL）・地域生活活動（図5）

　幼児期（1〜6歳）の後半から学童期（6〜12歳），青年期（12〜24,5歳）にかけては，子どものライフステージによって個人差はあるが，手段的ADLや地域生活活動[8〜10]をさらに主体的に学んでいく過程といえる．例えば，図4の手段的ADLの屋内活動のお家のお手伝いという項目は，家庭のなかでのしつけとも大きく関連する．お母さんが食事を準備するという生活活動に子どもがどのように参加しているか，または食器を食卓テーブルに並べる準備などを子どもの毎日の役割としているか否かで，子どもによって体験的経験が異なり，個人差が生じるものと考える．つまり，手段的ADLや地域生活活動の発達は主体となる子どもの活動と環境因子，個人因子に影響される．また，6歳以降は学校教育の教科のなかや学校生活である程度経験学習することができ，学習する機会が均等となる．しかし，家庭内でのしつけや個人的家庭環境の違いから生じる経験の差は，青年期に至る手段的ADLや地域生活活動の学習に影響を及ぼすと思われる．

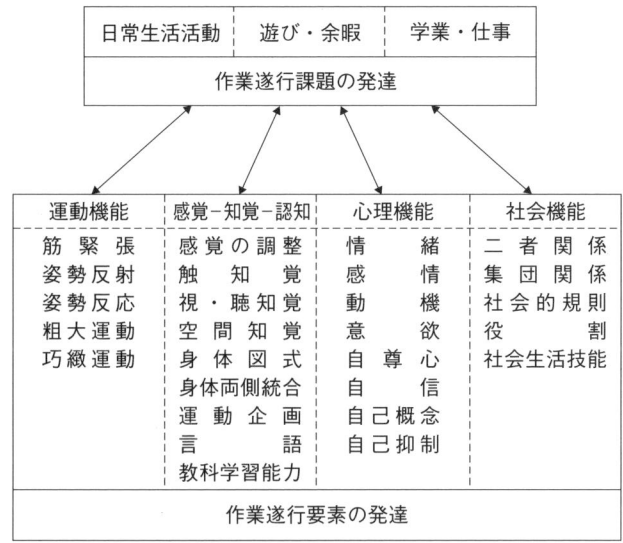

図6　作業遂行要素と作業遂行課題の発達
（田村良子：作業遂行課題．日本作業療法士協会（監）：作業治療学3　発達障害［改訂第2版］．協同医書出版社，p 78，1999より引用）

4　基本的ADLの基盤

　図6は作業遂行課題と作業遂行要素の関係を示すものである[11]．基本的ADLの基盤となる作業遂行要素は運動機能，感覚-知覚-認知，心理機能，社会機能である．発達においてこれら作業遂行要素のさらに基礎となるのは，脳（大脳皮質と皮質下機能）の発達である．作業療法士はこれらの脳の機能不全を運動機能，感覚-知覚-認知，心理機能，社会機能のカテゴリから評価する．脳の機能不全が子どもたちの生活にどのように影響しているかを解釈するなかで，作業療法計画を立案してきた．ここでは，まず脳の発達を感覚統合の発達の視点からとらえ，基本的ADLの発達の基盤について述べる．またADLの発達の根拠を生活のなかで捉えやすいように子どもと養育者，活動の交互作用の視点からコミュニケーションの発達についても整理する．

1）感覚統合機能の発達

　Ayres[12]は『子どもの発達と感覚統合』のなかで感覚統合とは，「使うために感覚を組織化すること」と述べている．私たちの行動や行為は大脳皮質の単独指令ではなく，小脳を除く延髄から大脳基底核までを大脳皮質に対して「皮質下」と呼び，皮質下に依存しなければならないことが多くある（図7）．感覚統合の発達を図8，9に示す．第一段階は，触覚系，固有感覚系，前庭感覚系がそれぞれ統合される．初期の触覚系の発達は防衛的機能が優位であるが少しずつ，触って弁別することができるようになる．弁別する能力は環境を受け入れるための道具となり，安心して環境とかかわれるベースとなるものでもある．また養育者との愛着関係の形成（図10）

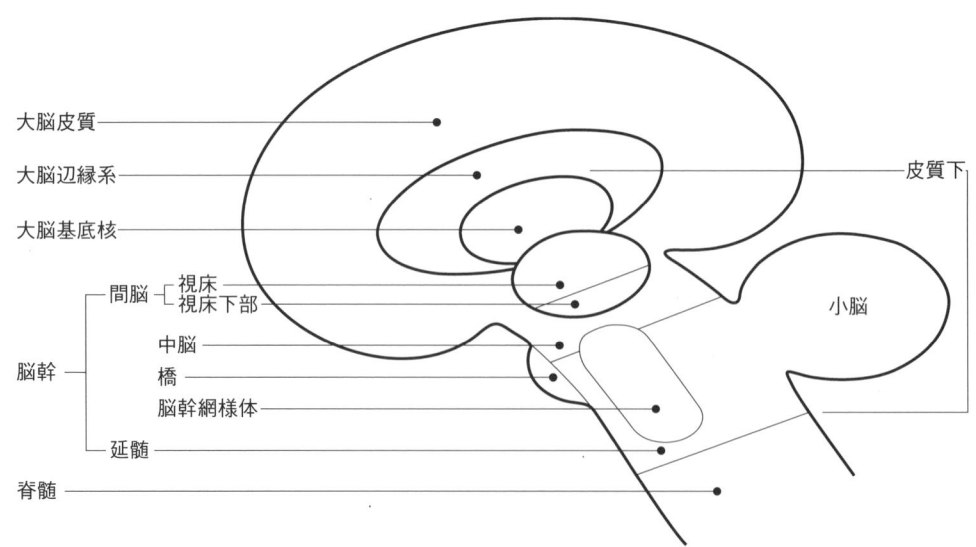

図7　大脳皮質と皮質下
（永井洋一，他：感覚統合と脳のしくみの話．佐藤剛（監）：感覚統合Q&A．協同医書出版社，p 142，1998より引用）

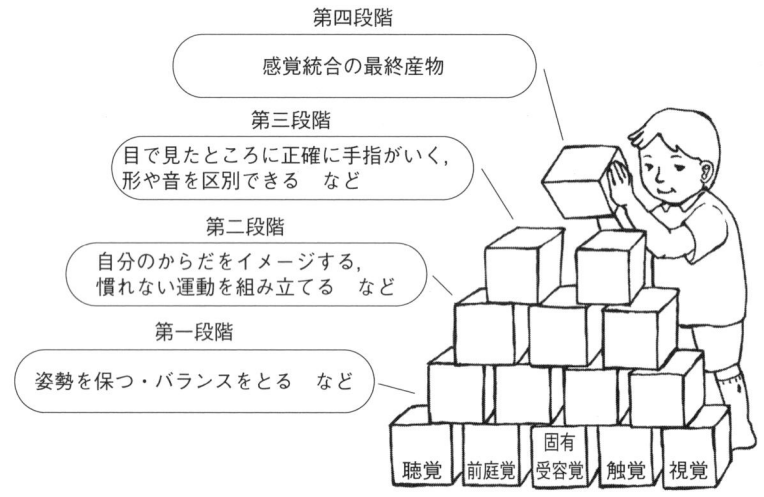

図8　感覚統合の発達
（同上 p 144 より引用）

と，後述するコミュニケーションの発達の基礎となる．固有感覚系と前庭感覚系の発達は3次元での姿勢と運動の発達（姿勢を保持，自由な動き，移動）を支えるものである．第二段階としては，自由に移動するなかで外界と手を通じてかかわりをもつことができるようになると，子ども自身と外界との位置関係を理解したり，正中線を越えて両手での遊びを展開し，遊びや外界へのかかわりにより注意の持続性や遊びへの達成感を味わうことで感情・情緒も安定するようになる（図11）．第三段階は，第二段階をベースとしてものに直接触れないで，視覚や聴覚機能がフルに活用されて直接的知覚体験よりもイメージが行動を主導することになる．そのような行動は衝動的行動から意図的で目的的な行動となる．さらにことばの発達が加わることで，ことばを介して人と交流することができるようになる（図12）．この時期には，友達の感情までもことばで人

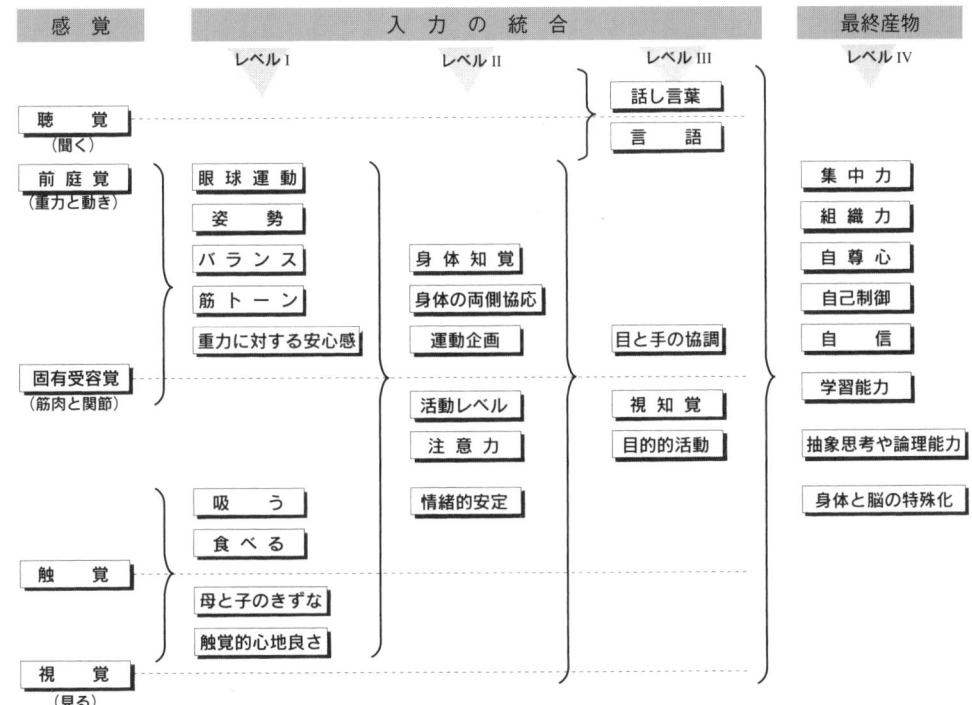

図9　感覚入力の統合および最終産物
(前ページ同上 p 90 より引用)
(Copyright © 1976 by Western Psychological Services)

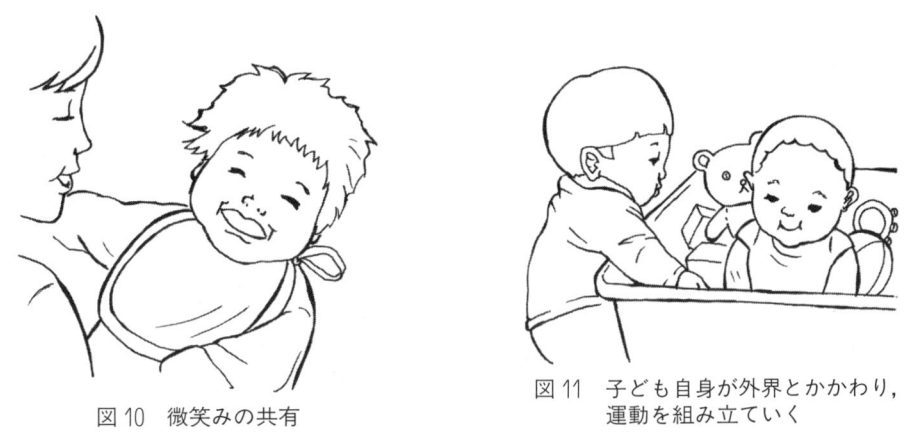

図10　微笑みの共有

図11　子ども自身が外界とかかわり，運動を組み立てていく

に伝える能力が発達する．そして，感覚統合の最終的副産物としての第四段階が就学前時期に発達する．つまりこの段階が保育園の年長さんの時期で，活動への集中力，友達との集団の組織力，集団や家族のなかでの自制心が発達し，そのような行為を大人や仲間が賞賛し喜び合うなかで，少しずつ自分を大切に思う自尊感情が芽生えるのである．

	1	2	3	4	5	6	7	8
発達のキーワード	← お母さんが頼りの依存の時期							
運動	新生児・頭部の保護的回旋運動	非対称的姿勢	頭部のcontrolが可能となる肘支持	正中線指向	仰臥位でのreachが活発	寝返り 手支持 手-足-口の協調性	腹這い移動	座位にておもちゃで遊ぶ．座位と四つ這い間での姿勢移動
認知・微細	触れたものを握っている	見たものを目で追う	ガラガラなどをしばらく握ってられる	ガラガラを握ったり，ながめて遊ぶ	おもちゃに手を伸ばしてつかむ	手から手に持ちかえる．持っているものでテーブルなどをたたく	両手に持ったものを打ち合わせる	床に落ちている小さな物を注意して拾う，指でつまむ
社会・心理	養育者との交互作用（行為と感情の共有）						養育者との信頼関係の成立	
	快い時にひとり笑いをする	あやすと顔を見て笑う	気にいらない時はむずがって怒る	「イナイイナイ，バー」をしてあやすとキャッキャッといって笑う	部屋に誰もいなくなると泣く	母親と他の人の区別がつく	要求がある時声を出して大人の注意をひく	眠くなり自分の布団に寝かされそうになると泣く
遊び	← 見たり聞いたり触ったり →						← いたずら，ひとり遊び	
	吊りおもちゃ，オルゴール，おしゃぶりなどをじっと見つめたり，耳をかたむける．やがて手にもって振ったりなめたりする							
ADL 食事	抱かれて授乳					赤ちゃんチェアー（コンビラック）を使用 カップからすすり飲みをする		
ADL 摂食機能	哺乳期 探索，口唇，吸啜．咬反射 乳児嚥下 一体動作					離乳期（前期） 成人嚥下		離乳期（中期） 押し潰し
			舌飲み期哺乳反射，舌の前後運動			口唇食べ期（口唇を閉じて飲み込む舌の前後運動に顎の連動運動）		舌食べ期（口唇を閉じて顎の上下運動，舌の上下運動）
ADL 排泄・清潔			オムツがぬれていると泣いて知らせる			ぬれたらオムツを交換してもらう		
	体の清潔を喜ぶ							
ADL 更衣					衣類に触れる			
ADL 睡眠	日中3,4回寝る		大人の干渉なく見守られて眠る，自分のベッドで好きな姿勢で眠り目覚める					
ADL コミュニケーション	音に反応する		あやすと笑う	笑いかける	声のする方向を向く，聞く		ことばを真似する（喃語の始まり）	
	同期行動・共鳴動作 サイクル交換		微笑みの共有・目と目の絆・視線の共有				意図的道具性の発達 視線・表情・動作パターンの共有	
原始反射 正常反応	← 探索，口唇，吸啜，咬反射・モロー反射・手掌把握反射・足底把握反射・驚愕反応・初期歩行・台のせ反射・ガラント反射 →					← からだに働くからだの立ち直り反応・座位，立位でのバランス反応		
			頸部の立ち直り反射					
			← ランドウ反応 ―					

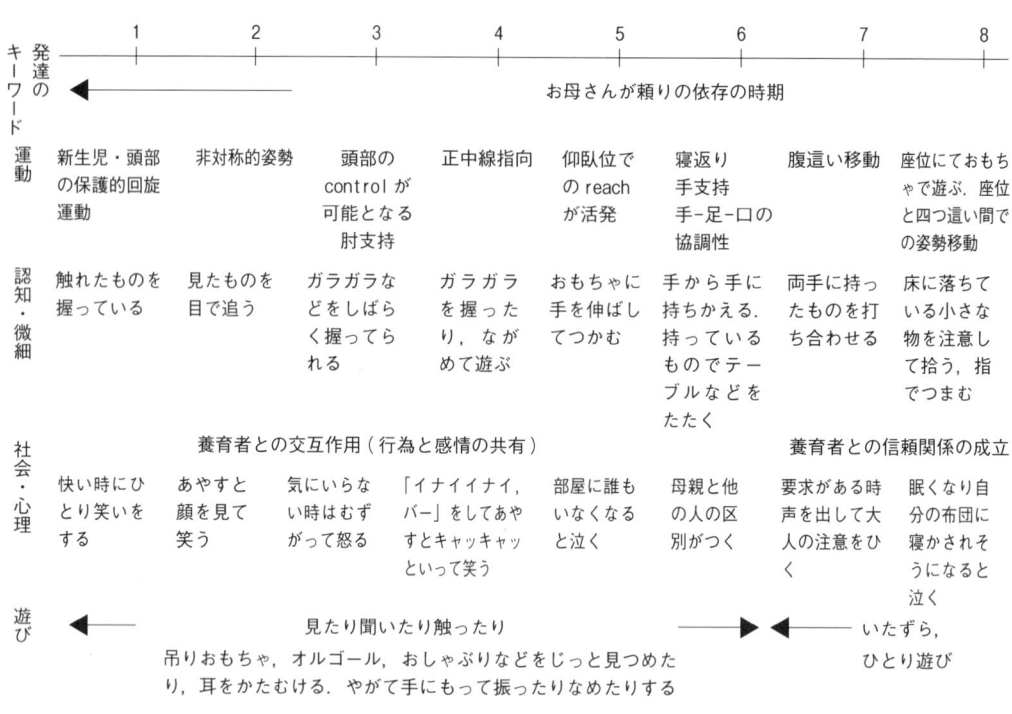

図13　子どもの行動発達とADLの指標(1)

1．発達と ADL

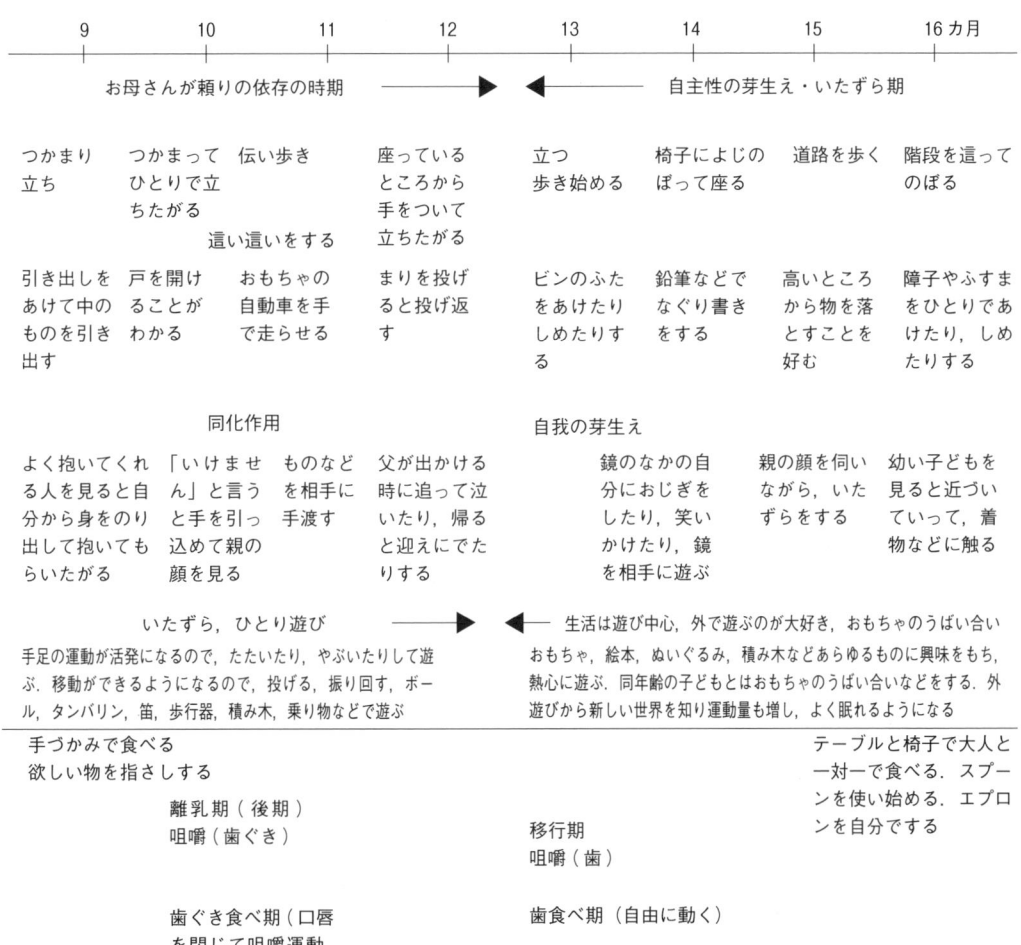

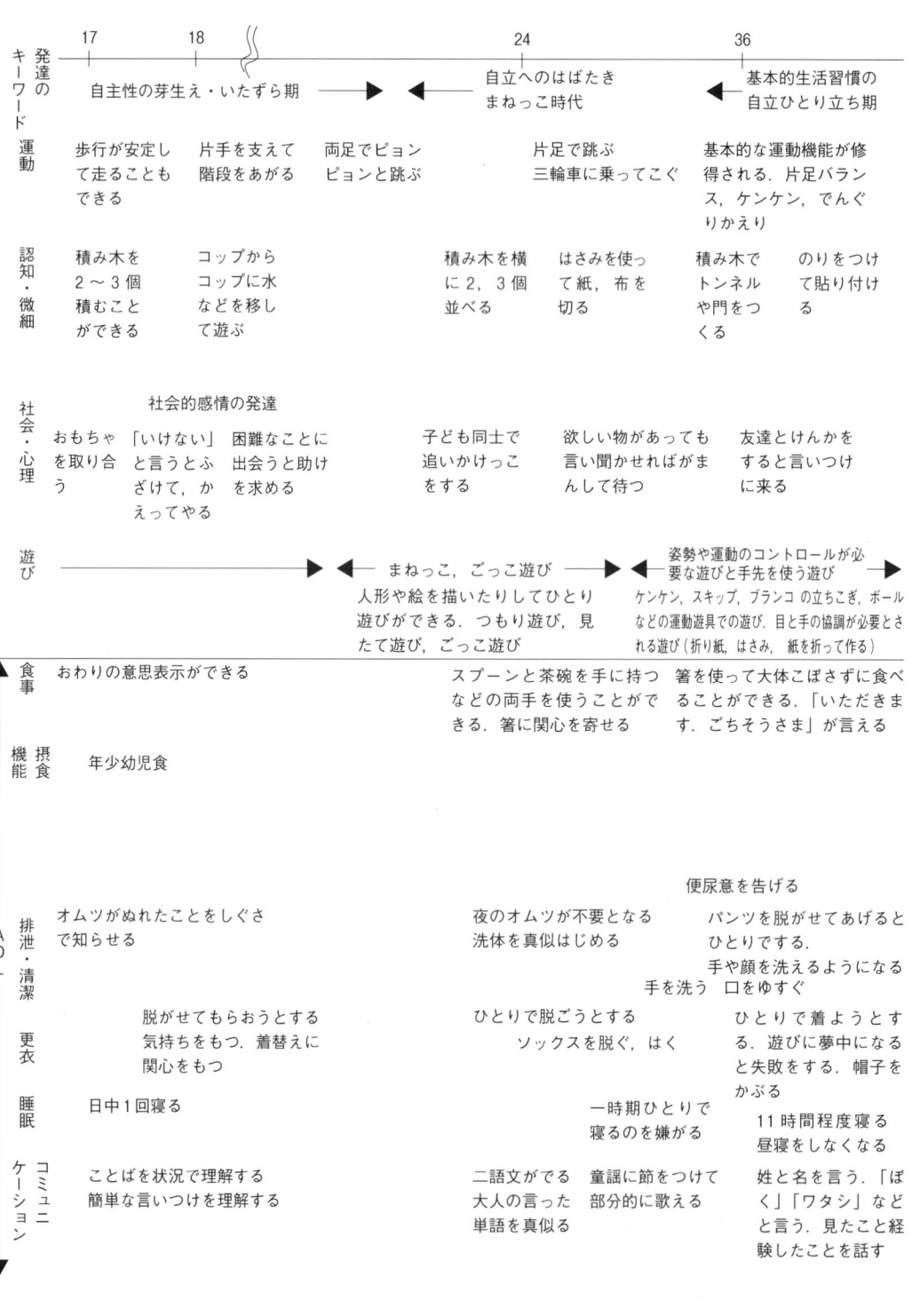

図13 子どもの行動発達とADLの指標(2)

1．発達とADL　17

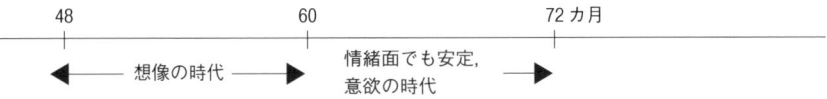

	48	60	72カ月
	◄──── 想像の時代 ────►	情緒面でも安定，意欲の時代 ──►	

70〜80cmの高さから飛び降りる．縄跳び，二輪車に乗る．スキップをする

鉄棒，補助輪なしの自転車．ブランコは高く自由にこぐことができる

　　ひもを結ぶ．はさみで，ある形を切る．折り紙などができる

三角，四角を分けて模写することができる．簡単なプラモデルなどをつくることができる

ごっこ遊びをしたり，友達間で競争したり，がまんすることができるようになる

集団，家族のなかでの役割に責任をもってできる

◄─ 友達とのごっこ遊び ─►
家庭や大人の社会を真似ながら，自分たちで役割を決めて自主性が育っていく遊び

◄─ 集団での遊び ─►
ボールや縄跳びなど友達と競い合う遊び，目と手の協調性が必要とされる遊び（線をひく，はさみで切る）などが自分で思いどおりになる．また簡単にプラモデルもつくれるようになる

　　遊びながら食べることがなくなる．一時的に食事の好き嫌いが目立つ

箸の持ち方が上手になる

　　オシッコはひとりでする
　　ウンチもひとりでする
うがいをする・歯磨きをする
鼻をかむ

違った場所，便器でもオシッコ，ウンチができる
髪をとかす，入浴時にからだを洗う

前ボタンをかける
ほとんど自分で着脱できる
長靴下をはく

ひもをかた結びにする　　ひとりで着物を
着物を全部脱げる　　　　全部着る

寝る時の挨拶ができる
寝る時間，起きる時間を守ることができる

パジャマに着替えて寝る前にトイレにいく　10時間程度寝る

想像力が高まり空想の世界を話す．感情を表すことばを話す

経験したり感じたことを筋道を追って話すことができる

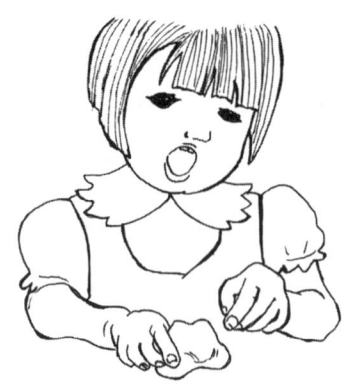

図12 『お腹がすいたね. ハンバーグを作りましょう』イメージが広がり, 目と手の協調性も発達する

2) 発達の指標と感覚統合の発達 (図8, 9)

図13は従来の行動発達指標を基に基本的ADLの発達指標を加えたものである. 生後1カ月の運動カテゴリにおける「頭部の保護的回旋運動」は腹臥位で口角周辺からの触刺激によって頭部が刺激方向に回旋する. この運動のなかには触覚, 前庭覚, 固有感覚などの統合がみられ, 感覚統合の第一段階の積み木を積んでいると考えられる.

次に認知・微細カテゴリの2カ月の「見たものを目で追う」という指標は, 感覚統合の第一段階に加え, 第二段階の「注意の持続性」の積み木を積み, さらに4～5カ月の認知・微細カテゴリの「玩具に手を伸ばしてつかむ」では第三段階の「目と手の協調性」の積み木積みへと進んでいる.

10～11カ月の「這い這いをする」は這い這いを通じて環境を積極的に探索するなかで, 運動を企画し, 第二段階, 第三段階の積み木積みが主となる. また, 24カ月の「はさみを使って紙や布を切る」などの微細・認知活動からは子どもや大人の活動をまねる行動も増える. そんななかで「自分でする」が増え, できた時の達成感や誉められることで, 自尊感情も育まれることから第四の積み木を積み始めていくのである.

このようにある時期にある段階の積み木を積まなくてもよくなるというのではなく, 感覚が皮質下レベルで組織化されたものから無意識にその行為が遂行され, 大脳皮質がそれらを使いやすくしているという働きが感覚統合の発達といえる. 子どもが新しい粗大運動や微細運動課題にトライアルする時は必ずといってもよいほど, 姿勢やバランス, 重力に対する安心感を得るという第一段階から積み木積みが始まるといってもよい. ただし, その時には座位で行う認知・微細の活動については, 第一段階の積み木積みは少しでよいはずである.

図3の登園前のジャンパースカートを着ている様子で説明をさらに加える. 立位でチューリップのアップリケを前にもってくるように両手で引っ張っている. 母からの「チューリップが前よ」ということばかけを (他の生活音から選択的に聞き取り), 理解し (チューリップはどれか, 前ってどこ?), 立位を保持して, 両手で衣類を整える. という行為のなかには無意識に行われていることがいくつかある. ここでは他の生活音からお母さんの声かけを聞き取り (聴覚の定位), 立位を保持 (姿勢のコントロール) するなどが皮質下の働きによるもので, 感覚を組織化

することで大脳皮質がそれらを使いやすくしていることである．また，チューリップが体の前にくるように両手をうまく動かすということが皮質レベルがつかさどる行為である．

このように基本的ADLの発達の基盤となる感覚統合の発達は図8のようにピラミッドのように発達し，かつ，子ども自らの遊びのなかで発達する．このピラミッドはいつどの積み木を積み上げるかは，発達の時期や活動によっても異なるものである．図1の子どもの場合は，第一段階のブロックの「姿勢を保つ・バランスをとる」などのブロックは積み終えつつあり，第二段階の「自分の体をイメージする，慣れない運動を組み立てる」ブロックと第三段階の「目で見たところに正確に手指がいく，形や音を区別できる」ブロックを一生懸命に積み上げている最中と考えられる．

3）コミュニケーションの発達とADL

移動（起居，移乗，歩行・階段昇降）と身のまわり活動（食事，入浴，更衣，排泄，睡眠）の発達は，乳児期の養育者と子どもの育児のなかでのコミュニケーション活動をさらに発展させる．

図10のわが子を抱っこしている場面は，養育者と子の二者関係のなかで育まれる交互作用を示したものである．新生児と養育者の交互作用を基礎としたコミュニケーションの能力で，同期行動，共鳴動作，サイクル交換[13]が代表的である．同期行動とは，養育者のことばによる語りかけに対してそのスピーチのもつ各音節に同調したリズムで体を動かして養育者の働きかけに応えることである．共鳴動作とは，養育者が例えば口をすぼめてパクパクしてみせるとしばらく見る様子があり，やがて子どもも口元の筋肉を引き締めて口を尖らせるなどの動作がみられることである．これは，子ども自身と養育者とがまだ未分化なまま，情動的に一体化する様子である．サイクル交換とは，子どもの運動が活発な時は養育者はじっとその動きを見守り，やがて子どもの運動が落ち着くと，今度は養育者が話しかけたり，子どもの体を揺らしてあげたりするという行動である．相手が働きかけている時はじっとその様子を見守ることは，相手の話に耳を傾けるということである．相手の働きかけが静まると，こちらが働きかけるということは，十分相手の話を聞いた後にこちらが話はじめるといった，対話の構造が新生児と養育者のサイクル交換の様子から読み取れるのである．

これら新生児期のコミュニケーションから，さらに乳児期前半は協約的関係[13]が発達し，乳児期後半には意図的道具性[13]の発達が進んでいく．協約性とは，子どもが発する音声の意味が自分だけに通じるものではなくて，養育者（相手）にとっても同一の意味を指し示すことである．その協約性の発達の基礎が，微笑の共有，目と目の絆（eye contact），視線の共有，またはテーマの共有[13]といわれているものである．

(1) 微笑の共有

生後すぐの微笑は対象が明確ではないが，生後1カ月頃になると，何が原因で微笑んでいるのかがわかっている．その後，他のものに比べて人の顔に微笑む反応が増えてくる．そして生後3カ月頃になって人の顔に対する微笑が頂点となる．微笑みを通して表情全体がつくりだす快情動の共有が行われるようになる（図10）．

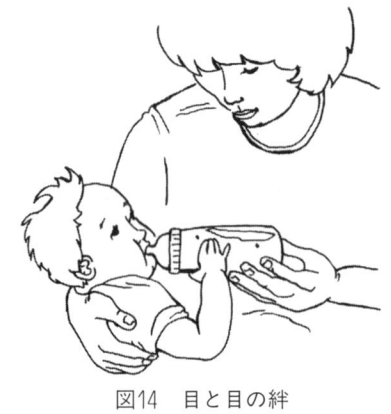

図14　目と目の絆

図15　視線（テーマ）の共有

(2) 目と目の絆（eye contact）

図14に示すように授乳時に子どもの顔を真ん中に抱き，目を子どもの目に注ぐまなざしがある．子どもの目がそれそうになると養育者のほうからのぞきこむしぐさがみられる．生後2カ月くらいになると，子どものほうからも人の顔を見て特に相手の目に自分の目をしっかりと合わせてくることも多くなる．そして生後3カ月には養育者の目を凝視することができる．目と目の絆は養育者の優しいまなざしに守られている安堵感と，子ども自身に向けられているまなざしに対してまなざしで応えるという優しさに満ちた静かな快情動の共有といえる．

(3) 視線（テーマ）の共有

生後5〜6カ月頃に図15のように子どもが抱っこされている時に養育者が示した関心事に対して，子ども自身も関心を向けるように視線をその関心事に向けるという指向性を示すものである．つまり，話し手と聞き手の間に共通のテーマが成立することである．

次に乳児期後半は意図的道具性が発達する．これは，子どもの音声が相手に対して，特定の行動や意味を引き起こすための道具として意図的に使用されることを意味する．視線，表情，動作パターンをコミュニケーションの道具として意図的に用いることである．代表的なものがシグナルの共有である．生後8〜9カ月の子どもがお座りをしていて側にいる養育者に向かって手を伸ばしている（図16）．すると養育者は手掌を上にして身をのりだして待っている．次に子どもが養育者に這い這いで近づいたとき（図17）「さぁ，○○ちゃん抱っこね」と答える．これは子どもが手を前に伸ばす動作パターンが「おかあさん，だっこ」というシグナルとして受けとめられていることを表わしている．抱っこされて満足していると子どもは近くにあるアヒルのおもちゃに気づき，そちらの方向に手を伸ばしている（図18）．養育者はそれに気づき，アヒルのおもちゃをとってあげている（図19）．つまり，アヒルのおもちゃの方向に手を伸ばす動作パターンが「アヒルのおもちゃをとって」というシグナルと判断される．

このように乳児期前半の快情動の共有が表情や目，視線で十分に共有される経験を経て，乳児期後半には子どもから発せられる視線，動作パターンが送り手と受け手間で共通のシグナルとなり非言語的コミュニケーション関係が成立するのである．このような表情，目，視線による非言

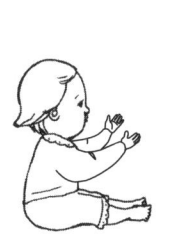

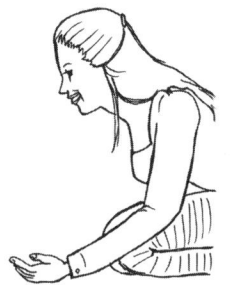

図16 シグナルの共有

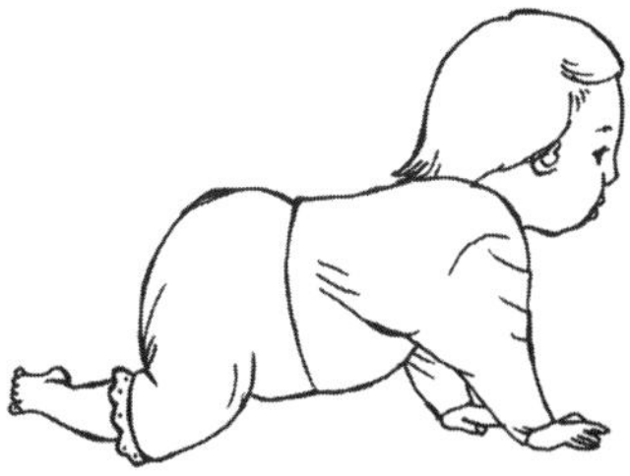

図17 這い這いで近づいていく

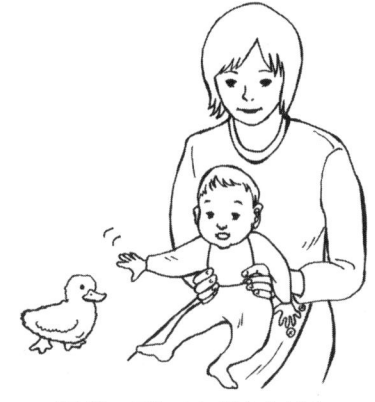

図18 アヒルに手を伸ばす

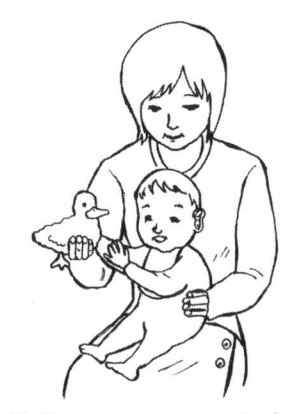

図19 アヒルをとってあげる

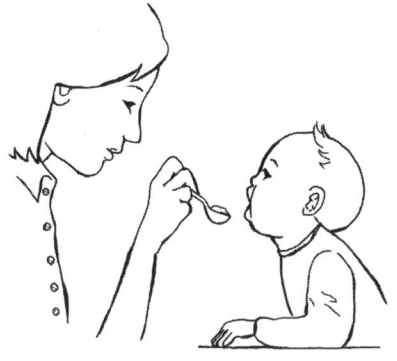

図20 自ら体をスプーンに近づける

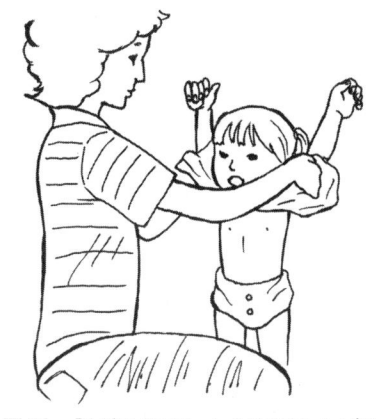

図21 脱がせやすいよう両手を上げる

語的コミュニケーションと快情動の共有は，乳児期前半と後半の基本的ADLの発達においては必要不可欠である．養育者は子どもの授乳，オムツ交換，入浴や清潔を保つための行為において，上述したような非言語的コミュニケーションとともにことばかけを行いながら日々の育児を行っている．

次に，乳児期後半の座位が安定し，移動手段が発達する時期には子どもと養育者のなかでシグナルを共有しての育児となる．図20のように離乳食時にスプーンを見せるだけで，自らからだをスプーンに近づけて協力したり，図21のように立位で，かぶりシャツを脱がせていると脱が

せやすいように腕を上げておくように協力するという行動がみられるようになる．つまり，乳児期後半のシグナルの共有化を経て，さまざまなADLを子ども自身が遂行する箇所と手助けする箇所が明確となり，手助けを受けなくても自分でする，という幼児期前半に至るのである．それ以降は，養育者の言葉かけ，動作的手がかりなどで家庭のなかでは自分でできることが増えてくる．また同時に，幼児期前半に保育園などの集団生活を送っている子どもたちは仲間のなかで，「自分でする」「○○ちゃんのように頑張る」などといった行動が増え，さらに基本的ADL自立に向けての活力を得るのである．

2．子どもと家族の発達と作業療法

ここでは，新しい家族の誕生に伴い子どもと家族が共に成長する過程を理解するための基本的な知識を整理する．

1 子育て支援に必要な作業療法技術の背景

作業療法において，1990年代後半にかけて，「家族中心的アプローチ」[14,15]や「発達障害児の母親のQOL」[16]などの視点の発表が多くみられる．また，この頃から厚生労働省の研究班による「重度心身障害児のニーズに関する調査研究」[17]など生活ニードと環境資源のバランスに視点をあてた生態学理論に立脚した研究も増えている．

これらの考え方の基本は，1980年にC.B.Germianによる生態学的ソーシャルワーク理論[18]であり，「ソーシャルワーク実践生活モデル」として集大成されて以来「社会リハビリテーション」の概念を支える理論として社会福祉実践領域で中心に活用されてきた．本書は一貫してGermianが提唱したように子どもを生活のなかでとらえながら子育て支援とADL支援についてまとめている．この項では，子どもと家庭，子どもと養育者の交互作用（transaction）[19]に焦点をしぼり，作業療法技術の背景を整理する．

1）子育て機能の変化

高度経済成長に伴って現代家族のライフスタイルの多様化は子育て環境を激変させてきた．伝統的な血縁・地縁型子育てから，親族関係の希薄さと近隣関係の希薄さが増し，家庭にいる母親の育児負担は増大している[8]．また，働く女性が急増するなかで夫婦間内だけの育児分担だけでは到底追いつかず，保育所の必要性はもちろんのこと，子育て支援事業や地域ぐるみでの子育て支援などの取り組みが多くなってきている．特に母親の子育てに対するストレスや困りごと，ちょっとした悩みを話し合える場を設定する取り組みが多くなってきているのは，近年急増している子どもへの虐待の急増と関係が深い．

従来，子育ては母親の役割であった．日々子どもと向かい合う母親は，毎日が「これでいいの

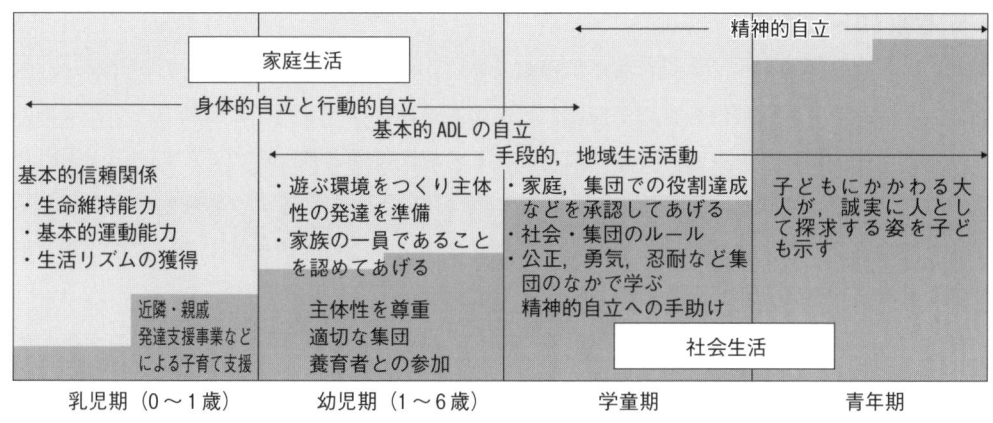

図22 ライフステージにおける家庭と社会の役割—子育て・ADL視点—

	乳児期（0～1歳）	幼児期（1～6歳）	学童期	青年期
		家庭生活		精神的自立
	身体的自立と行動的自立			
		基本的ADLの自立		
			手段的, 地域生活活動	
内容	基本的信頼関係 ・生命維持能力 ・基本的運動能力 ・生活リズムの獲得	・遊ぶ環境をつくり主体性の発達を準備 ・家族の一員であることを認めてあげる	・家庭，集団での役割達成などを承認してあげる ・社会・集団のルール ・公正，勇気，忍耐など集団のなかで学ぶ 精神的自立への手助け	子どもにかかわる大人が，誠実に人として探求する姿を子ども示す
支援	近隣・親戚 発達支援事業などによる子育て支援	主体性を尊重 適切な集団 養育者との参加	社会生活	

だろうか？」「こんな時は誰に相談すればいいのだろう？」という不安に対して，「それでいいよ」「ここにいけばいいよ」と承認してくれたり，アドバイスしてくれる人はおばあちゃんであったのではないだろうか．つまり，子育ては今も昔も母親がひとりでやってきたのではなく，家族や近所の人との交流によって支えられてきたのである．

世間では，子育てをする母親の未熟性や母親を育てた家庭や学校の教育に問題があるように言及して現状を分析する評論家も多い．しかし，そこに言及して子どもと家族の生活が再生するのかは大きな疑問である．生活場面で子どもと母親の生活活動を認め，そのなかでどのような子育て支援を成すべきかを，環境，子ども，家族を含めた母親との交互作用で引き起こされている生活を評価することが大切である．以下にその技術の基礎を述べる．

2）ライフステージにおける家庭と社会の役割

発達障害をもつ，もたないにかかわらず子どものライフステージは同じである．かつ生き方によって個別的である．発達障害をもつことによって個とその家族が特別なニーズをもつことになる．そのニーズに応えられるサービスが地域・社会に準備されなかったからこそ社会参加に制約が加えられ，発達障害をもつ子どもと成人の制約されたライフステージが存在したと考えるのが妥当である．発達障害をもつ子どもが誕生することで家庭・家族の機能に変化が起き，家庭内で特別なニーズをもつ子どもの育児に応えられなくなるから，それを支える医療や療育機関が存在し，さまざまな福祉サービスが誕生するのである．

子どもの発達における家庭の役割を一言でいえば，子どもの社会的自立に対してそれぞれの発達段階にあった保護と社会への働きかけを行うことにある．発達障害をもつ子どもと成人の場合は図22に示したようなライフステージにおいて，家庭生活と社会生活の割合がバランスよく発達しない．乳児期は目立たないが，幼児期，学童期，青年期へと発達するに従ってそのバランスが悪くなる傾向がある．地域生活での社会参加をするための手立てがあまりにも制限されているためである．

(1) 乳児期（0〜1歳）

　最初の1年は生活のすべてを養育者に依存している．基本的な姿勢や運動能力が発達し，生命維持能力，生活リズムの獲得を家族が援助し日々の発達の喜びが育児への原動力となる．この時期に基本的信頼関係が獲得され，養育者以外の人との対人行動の基礎がつくられる[20]．この時期の家庭の役割は，よく眠り，よく飲み，よく体を動かすことができるように家庭環境を整えてあげることである．新しい家族の一員を迎える家庭が生活スタイルを切り替えて，できるだけ子どもに合わせてあげることが必要となる．

　次に子どもの育児（授乳，オムツ交換，散歩など）を通して，楽しい（快）情動の交流を行うなかで基本的信頼関係を育む時期である．また，同時に養育者にとっては，喜ばしい情動の交流のみではなく，時間に追われた生活と，子どもの誕生に伴う養育者自身の生活の変化がストレスになり，イライラや育児ノイローゼに陥ることは多々ある．そのためにも家族の一員の父親は，具体的な育児の応援ができない場合でも，母親と子どもの一日に耳を傾けて話を聞いてあげるだけでも養育者にとっては心強いものである[21]．

　また，社会の役割としては，そのような養育者を支援することが重要である．近隣，親戚の人や保育士，保護者会の仲間が子育ての支援者でもある．また市町村での発達支援事業なども孤独になりがちの養育者の支援者である[22]．

(2) 幼児期（1〜6歳）

　幼児期においては，基本的な運動能力が発達し，人間生活に必要な言語の世界が広がる．これらを基に環境への興味や働きかけがいっそう活発になり，基本的ADLの自立を迎え，かつ手段的ADL，地域生活活動が発達する時期である．この時期の家庭の役割は，子どもが思いきり遊ぶことのできる環境を準備することと，子どもが主体的に「自分で」といいながら努力するADLに関して適切に見守りとお手伝いをしてあげるなかで，少しずつ子どものできることを増やすように心がけることが大切である．

　また，家のお手伝いも積極的にお願いし，家族の一員として働いていることを知らせ，尊重することで子どもの自尊感情をも育てる時期である．

　社会生活では，保育園や幼稚園での子ども集団のなかで学んだことを家庭で披露したり，逆に家庭でしつけられたことを集団のなかで披露したりしながら，親の援助が必要な時だけ頼り，ひとり遊びや友達との遊びに夢中になるという家庭生活と社会生活を満喫する時期である．まさに，子どもの社会参加の時期といえる．時に親から離れて保育所や近所の仲間との小集団への参加が増え，親も子どもも社会参加が日常的となる．

　この時期の社会の役割は，子どもが所属する保育園や幼稚園などでは，前述した子どもの主体性を尊重したかかわりと適切な集団と時には子どもに適した小集団を準備するなかでさまざまな物理的，人環境を準備することである．また，養育者と子どもが共に参加できる場も必要である．

(3) 学童期（6〜12歳）

　学童期の後半から青年期にかけて精神的自立が課題となる．また，さらに手段的ADLと地域生活活動の範囲が拡大し，青年期の準備をする時期である．

幼児期に獲得された，身体的および行動的自立によって主体的な自己をさらに確立させていき，幼児期に育まれた社会生活がさらに発展する時期である．地域や学校のなかで，社会（集団）のルールを守る，仲間に指示したり協力し合ったりする経験を通して，公正や勇気，忍耐などを学び，子どもなりに自立を遂げていく時期である．この時期の家庭の役割は，遊び，勉強，家庭のなかでの仕事（役割）を通して子どもの自立を助けることである．幼児期に比べて家庭の保護の域は少なくなり，社会の一員として認められる時期ではあるが，子どもには小さな不安やつまずきに遭遇することがある[21]．これらを乗り越え成長するためには，親の励ましと援助が必要である．仲間との自治の世界を温かく見守り，自分の力で役割（仕事）をやり遂げ，励まし，評価してあげることでさらなる自信や自尊感情が育まれる．この時期の社会の役割は，子どもの学校生活を中心とする社会のなかで子どもなりの役割の遂行に対する励ましと援助，そして達成に対する客観的評価をもって援助することが必要である．子どもが参加する集団に属する大人の役割は家庭や社会と区別するのではなく，大人が共に育てるという意識をもって子どもの自立を応援することである．

(4) **青年期（12～24,5歳）**

精神的自立を迎える思春期の到来である．個人差はあるが女子の初潮や男子の精通などの第二次性徴期を迎え，身体的な成熟と変化の時期である[21]．

そして，この変化が子どもの精神生活に大きく影響を与えるようになる．思春期は感情の時代ともいい，子どもの感受性は過敏になり，判断や行動が感情に左右されやすくなると同時に，社会や家庭のなかで自身のモデルとなる大人に出会いにくく，成長の目標としての大人のイメージを描きにくい状況となる．このような条件下で自立を模索するので，その過程で子どもが不安定になったり，閉じこもったりすることは当然と考えられることである．

この時期には家庭と社会という隔たりなく，ひとりの大人として，子どもを援助することが大切である．子どもにかかわる大人が誠実に人間としての生き方を探求する姿こそが，多感な時期の子どもの良きモデルとなる[21]．大人が率直にこんな人間になってほしいという期待を示すことが子どもの成長の栄養剤となると考える．大人と子ども，親と子どもの関係が保護する者とされる者の関係から，共にひととして生きる先輩と後輩という関係につくりあげていくことがこの困難な時期の成長を支えることにつながるのではないか．

2 養育者の発達

養育者は，子どもの発達を支え促進する存在としてとらえられてきた．養育者が実際どのようなプロセスで親になるかについて，現時点ではそれほど多くのことが解明されてはいない．子どもが生まれると自動的に養育者としての必要な技能が獲得され，適切な心理状態になるわけではないということは確かめられている．子どもの発達になんらかの支障が発生すれば，養育者はその責任を追及されることがしばしばである．

図23に簡単に養育者の行動の発達図式[22]を示す．作業療法士の子育て支援は新米親期に始め

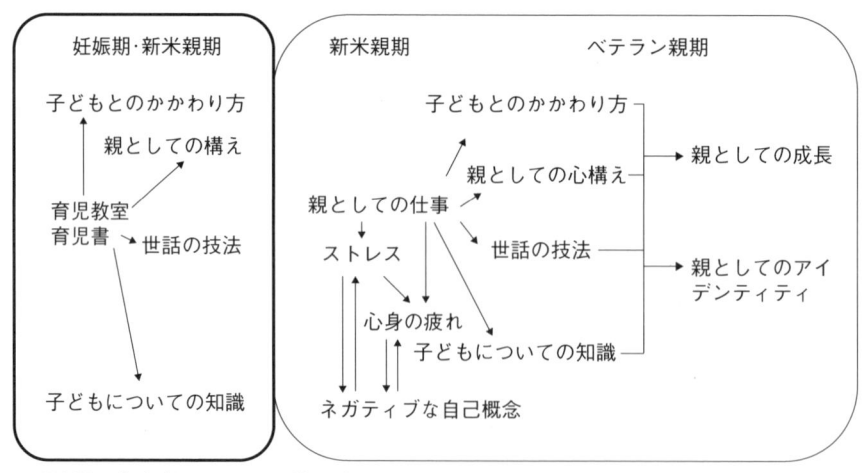

図23 養育者の行動の発達図式（氏家達夫：家族．発達　73：53，1998より引用）

られる．新米親の時期は子どもの発達とは別個に養育者の状態を捉え評価していくべきである．養育者の発達は子どものライフサイクルに起こるさまざまなイベントや家庭内の環境，子どもの医療機関や療育機関とのかかわりによっても大きく変動する．

1）子どもの誕生に伴う生活の変化

　子どもの誕生はすでに確立された家族システムのなかに参入し，それを変化させる．養育者はこのような変化をしばしばストレッサーと認知する[23,24]．また，養育者自身の生活スタイルも変化する．夜中の睡眠が分断され，外出の機会も減少する．養育者の生活は子ども中心に構造化され養育者は疲れと制約感でストレスを感じることが多くなる．

　また，夫婦関係にも変化が起こる．夫婦の会話の減少と話題は子ども中心となる．この変化の受け止め方は養育者によって異なる．養育者にとって子どもの誕生はしばしばネガティブな感情を生じさせるが家族間，夫婦間，子どもの発達の交互作用によってポジティブな感情に変化し，親としての発達が始まるのである．

2）養育者の知覚＝評価システム

　養育者の発達過程を分析するためには，個人の特徴と環境からの要求に対する適合のよさ／悪さからだけでなく，養育者のなかに存在する3つのシステムと条件が重要である場合が多い．それを氏家[23〜25]は①個人の体験に基づいた価値システム，②文化＝社会システム，③現在の条件の3つとしている（図24）．

　①個人の体験に基づいた価値システムとは，過去の体験から作られた個人的記憶であり，自分自身や自分と他者との関係の主観的期待である．②文化＝社会システムとは，子どもの発達についての知識，子どもの健康な発達を促す必要な知識や養育者として必要な態度や責任についての知識である．③現在の条件とは，現在の個人の気分状態や健康状態，子どもの発達の変化や健康状態，家族の行動や日常的雑事の多さや健康上の問題を予測させる人生上の問題などである[23,24]．

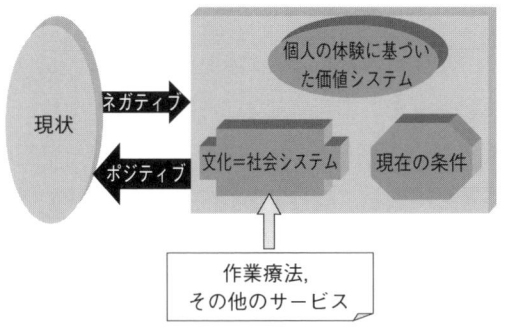

図24　養育者の知覚＝評価システム[23〜25]

　母親にとってこの3要素の適合／不適合が現実に対する自分自身への知覚や評価を方向づけるのである．

3）発達障害をもつ子どもの養育者の発達と作業療法士の基本的態度

　図23の妊娠期・新米親期において発達障害をもつ養育者は，子育てに関する情報を育児教室や育児書などから知識を得る．また，養育者自身の親やお姑さんから子育てに対する実践的知識を得ることも多い．その知識に基づいて未知の世界である子育てに対する心構え（子どもとのかかわり方，親としての心構え，世話の技法，子どもについての知識）が準備される．

　次に出産後には実際の仕事の多さや睡眠不足による疲労が続くと，ネガティブな自己概念を作り出してしまう．このような時期に発達障害と診断されることで生活はさらに一変する．養育者自身の育児や子どもの発育，発達に対する不安と心配が重積される．そこで特別な医療機関や市町村が実施している「子育て支援」事業などへの参加を勧められることも多くなり，実際に特別なニーズをもつ子どもに対する支援が準備されていても，生活のなかで養育者の仕事量は増えるのである．しかし，特別な機関で，子どもの遅れを援助するアドバイスやこの機関で実施されているサービスのなかで子どもの行動などに変化がみられると，養育者は参加して良かったという気持ちになる．

　つまり，その機関で実施されたサービスが養育者の文化＝社会システムに影響を与え（図24），「このように抱っこすることでおっぱいが吸いやすくなるんだ」と実感することで個人の体験に基づく価値システムに影響を与えて「この専門家のアドバイスは正しい．作業療法士とはこんな仕事ができる人だったんだ」という評価に至る．新米親期に特別な機関でサービスを受けることは，養育者の仕事量は増えることになるがその機関で適切なアドバイスを受けることで，ネガティブな自己概念がポジティブな概念に傾くことは大いにあることである．

　しかし，サービスを受けた機関では作業療法士が上手に抱っこをしてうまくおっぱいを吸うことができたが，自宅で養育者がするといつもどおりに泣き出してしまう場合などは，さらにネガティブな自己概念に傾くことがある．発達障害をもつ子どもの養育者の発達はこの段階からベテラン親期に至るまでの道のりが一般的には長く，時間が必要と考える．もちろん養育者の個の問

題ではなく，子どもの量的，質的な発達によって子どもとのかかわり方，親としての心構え，育児の技法，子どもについての知識が異なることに起因することが大きい．場合によっては養育者が満足できるサービスを受けられない場合は新米親期のネガティブな自己概念が強くなりすぎることで，養育者の発達が進まないことも多い．つまり，自己概念は文化＝社会システムと現在の条件など環境からの働きかけで変わる（発達する）可能性が高いのである．家庭での子育てがうまくいかない原因を，あたかも養育者のもともとの価値システムのみが問題かのようにして，専門家が養育者と子どもの生活を評価することをないがしろにしてきた過去をわれわれは反省すべきである．作業療法士の基本的態度を以下にまとめる．

- 対人援助職としての自覚をもつ
- 養育者の知覚＝評価システムに影響を与える立場であることの自覚をもつ
- 養育者の訴えに対してよく傾聴する
- 養育者は育児の超エリートであるということを認識し，母親の生活や育児方法から学ぶ

3．家族の生活とADL

ここでは，基本的ADLの発達を家族の生活との関係から整理する．

1 乳児期（0〜1歳半）

この時期は，新しい家族の誕生とその家族を中心にした生活の再生に努力する時期である．激しく泣いて泣き止まなかったり，仕事の休みがとりにくい時に限って子どもが熱を出したりして，家族にとっては不安やイライラがつきまとう．しかし，満腹で機嫌の良い時，あやすと微笑んでくれる時などは，不安やイライラがうそのように消えていく．誰もが子育ては素人であることを自覚して，子どもと一緒に育つ気持ちをもって生活することが大切である．

育児を通して，共に成長し新米親らしくなっていく努力が必要である．授乳，オムツ交換，散歩，遊びといういろいろな場面で子どものできることに，または自身がしてあげたことへの子どもの応えを確認しながらその変化に感動し，共感しながら，快情動の交流を十分にすることがこの時期の家族の生活の中心となるべきことである．また，共働きの家族はもちろんのことであるが，父親の育児と家事への参加，近隣や親戚の応援を求めながら，子どもとの安定した生活の再生をしていくことが，子どもの基本的ADLの発達の礎となる．

2 幼児期（1歳半〜6歳）

1）1歳半〜3歳

子どもの発達では，言語発達が急速に進むために家族との交流は言語を中心に行われる．また

同時に言語を自分の行動をコントロールする手段として使うようになってくる．基本的ADLの発達もことばによって確認されていくことが多くなる．2歳頃になると「ぼく，おそと」といって散歩に誘ったり，「僕がする」「ひとりで」というような自分ですることを主張する言語が増え，家族を喜ばしてくれる場面とも遭遇することが増えてくる．しかし，やる気はあるのだが技能面では，まだまだ手助けを必要する段階であるため，できないと癇癪を起こすこともあるが，家族はそれに振り回されることなく，子どものやる気を尊重したうえでその行為を成功できるように援助することが重要となる．

　3歳を過ぎると保育園などでの集団生活と家庭生活を通して小さな社会人に育っていく．集団生活のなかでさらに運動機能面と目と手の協調性も発達する．そのため基本的ADLにおいても大よそ自立の時期を迎える．

　家族とことばによる情動の交流が可能となるため，できないときも「どうすればいいの」「ねぇ，ママのお仕事まってるから，後で教えて」などと家族の状況を捉えながら交流することが可能となる．家族もそのような子どもとの交流に安定感をもち，子どもの基本的ADLの自立に向けての工夫や配慮を行うようになる．例えば，ひとりでも着脱しやすい衣服や洗面台の前に子ども専用の台を常に準備することで，いつでも外から帰ってくるとひとりで手が洗えるようにするなどである．

　また，家族のなかではできないことも，子ども集団のなかでは頑張ってできたこと（給食の前に手洗いの順番を待つことができた，など）を子どもや保育士から聞くことによって，家族のなかでのルールを守る習慣にもつなげてあげることができる．ちょうど基本的ADLの自立の兆しがみえるころに，家族から保護される存在だった子どもが，家族や子ども集団の中での小さな社会人として成長する．また，相手を気遣うことによって得る情動の交流を言語表現を通して表出，理解できる段階といえる．

2) 4～6歳

　3歳児の発達が基盤となりさらに考える力，仲間や家族を大切にする力，がまんする力を獲得し，仲間と共に何かに取り組むという共同活動の喜びを感じることができるようになる．仲間と一緒にごっこ遊びをするなかで，家庭や社会のルールを表現し理解することができるようになる．

　この時期の家族は，子どもが家族から離れて子どもたちと十分に遊ぶ環境をつくってあげて，子ども社会で学んだことを家族の交流を通して，その成果をさらに家族生活のなかで育むように努力する必要がある．例えば，家のお手伝いを役割とする．身のまわりの後片付け，衣服の着脱，清潔・入浴，排泄などを自分で最後までやるように見守り，時には援助することで基本的ADLのみでなく生活の主体者として育てることが家族の役割ではないかと思う．

4. 基本的ADLの発達の根拠

図25は，保育士の専門書[2~5]と発達心理学[19]の専門書を参考にしながら，著者の経験を加えて作成したものである．

まず，基本的ADLのカテゴリを食事，清潔（入浴），排泄，更衣に分類した．そのカテゴリごとに「発達の指標」「子どもの姿」「養育者の姿」「交互コミュニケーション」の項目に従ってその内容を整理した．「発達の指標」とは，「基本的ADLの発達の基礎」で示した発達表（**図13**）から抽出したものである．「子どもの姿」と「養育者の姿」は示されている発達の指標のバックグラウンドとなる子どもと養育者の姿の1シーンである．このシーンがその時期に到達した発達の指標の裏に隠された養育者と子の生活のいとなみである．次に「交互コミュニケーション」では子どもと日常生活活動，養育者とのコミュニケーションを言語的，非言語的または環境への働きかけなどから表わした．表の下段には，その時期における子どもの生活の特徴を加えた．発達月齢を0～6カ月，6～12カ月，12～24カ月，24～36カ月，36～48カ月，48～60カ月に分けて記載した．まずは，この表をじっくり読んでほしい．「食事」の6カ月，発達の指標が「離乳食（前期）」の項目で，子どもが離乳食を食べている時に泣き出したとする．子ども側の理由としては，口のなかに食べ物がなくなったので「早くちょうだい」と言いたくて泣いている．しかし，養育者はなぜ泣き出したのがわからないまま食べ物の間隔を長くあけないようにして与えた．すると，子どもは泣き止み満足そうな表情となる．これらの経験から養育者は，子どもの「僕の食べるペースに合わせて，お口のなかに入れて」という子どもの泣きによる信号を理解でき，泣き声や表情から子どもの要求表現を知るのである．この養育者と子の互いの姿から交互コミュニケーションが成立していることを理解し，臨床場面での養育者へのインタビューの技術に役立てることが大切である．

次に「更衣」の項目の「衣類にさわったり関心を示す」では，上着を着替えさせている時に子どもが，衣類に触ったとすると，養育者は「おや…」と思い「○○ちゃんは自分のお洋服がわかるのかな」と言って，偶然ではあるがその発見に嬉しく思い，子どものからだを動かしながら衣類に触れるチャンスをつくる．すると，子どもは衣類を引っ張ることや口のなかに入れて嚙むなどの行動で応えてくれた．このような養育者と子の交互の姿から，偶然の子どもの行動を喜ぶという快情動の共有とさらに養育者の意図的な働きかけという交互のコミュニケーションが生まれるのである．このように0～6カ月や6～12カ月では，子どもの非言語的信号を日々の日常生活活動場面から判断し，それを養育者の行為によってその判断が正しいか否かを確かめるというコミュニケーションの原点が存在する．子どもの初期のADLは養育者の行為によって達成され，生きていくための基本的欲求が満たされるのである．子どもが満たされた時の満足そうな表情や微笑がさらに，養育者の意図的な働きかけを促すのである．発達の指標から養育者と子の生活の脈絡を知るということは，指標の裏に隠された子どもの姿，養育者の姿を知り（評価：インタビュー），日常生活活動を通じて行われる交互コミュニケーションを通して，どのようにできな

0〜6カ月

		発達の指標	子どもの姿	養育者の姿	交互コミュニケーション
食事	0〜3カ月	お乳を飲む（哺乳反射）	おっぱいを吸うのが下手ですぐにお腹がすき，泣いてしまうことがある	何故泣いているのか，心配になるが，おっぱいを要求していることに気づくと安心する	だっこによる授乳で同期・共鳴・サイクル交換というコミュニケーションが発達する
	6カ月	離乳食（前期）	口のなかに食べ物がなくなると泣き声をあげて要求する	食事を与える間隔を調整し，泣きやむことで，与えるタイミングを知る	不満な泣き声や満足する表情などから介助に対する要求を知る
清潔（入浴）		からだの清潔を喜ぶ	抱っこの仕方，お湯の温度，体の洗い方に敏感に全身で応える	ベビーバスなどを利用する（初期．お湯の温度（38度程度）に気配りして，肩，頭をしっかりと優しく抱きかかえてガーゼで丁寧に拭き洗う	子どもの全身の動き（手足の動き，声，泣き声，表情）から，抱き方，洗い方に対する応えを感じる
排泄		オムツがぬれると泣いて知らせる	全身の動きや表情で知らせる	知らせに対してオシッコが出ていたら「お利口ね，お知らせしてくれたの」などということばかけやからだのマッサージなどのスキンシップを行う	オムツ交換後の心地よい感覚を共有する
更衣		衣類にさわったり関心を示す	手足を十分に動かしている時に衣類に触れ，さわったり，噛んだりする	全身を十分に動かしてあげると喜ぶ．衣類に触れるチャンスをつくるようにする	意図的に仕向けた行為に対する子どもの応えから，さらに意図的なかかわりをする
子どもの生活の特徴	生まれたばかりの子どもは1日20時間程度眠る．しかし，短い目覚めの時には家の中の物音，父母の優しい語りかけ，着替えの時の肌の感触，メリーオルゴールの動きなどを感じて楽しんでいる．3〜4カ月頃には腹這いでの時間を楽しむこともでき，姿勢の変化を感じて気持ちも変化して，しっかり目覚めるようになり，メリハリのある生活へと変化する				

図 25-① 子どもと養育者の姿と基本的 ADL の発達

・発達の指標：従来の発達診断学から生まれた発達指標（例，離乳食初期を食べることができる，など）
・子どもの姿：○○ができる，までの子どもの具体的な事象
・養育者の姿：子どもの姿と関連づけた養育者の姿
・交互コミュニケーション：基本的 ADL のかかわりを通して育まれるコミュニケーションの具体例

6〜12カ月

	発達の指標	子どもの姿	養育者の姿	交互コミュニケーション
食事	離乳期中期 手づかみで食べる 欲しいものを指さしする	コップやスプーンを持ちたがる．食べる時は手づかみとなる 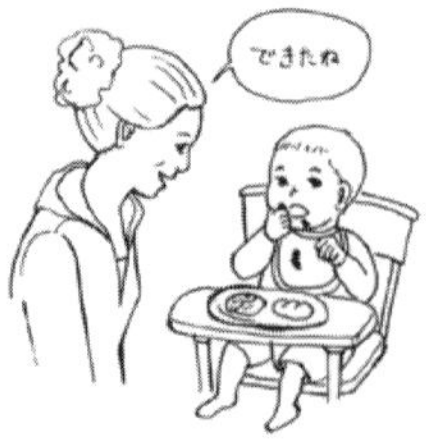	子どもがコップやスプーンを持って，はしゃいでいる姿を見ながら「上手ね，パックンしましょう」と声かけをする．子どもの意欲に対して喜ぶ	養育者は，食事への意欲がコップやスプーンを持つという行為で示されたことを喜び，言語を通して共感し合う
清潔 （入浴）	12カ月頃よりお風呂のなかで遊び始める	一緒にお風呂に入ると水遊び用のおもちゃで遊ぶ 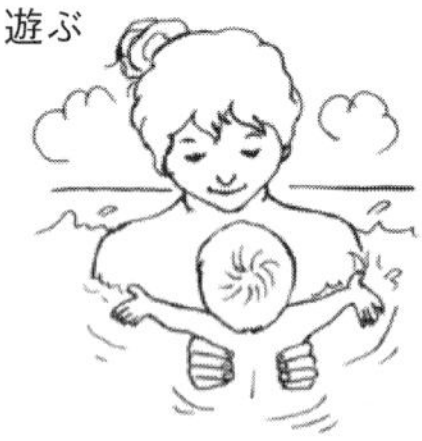	お風呂で遊べるおもちゃを準備し，子どもが全身で楽しむ様子を楽しむ	全身の活発な様子と手先を使ったおもちゃの遊びに関心を寄せ，快感情の交流をする
排泄	12カ月前後からオマルでの排泄経験が可能	オマルに座らされてもじっとしていない	「シーシーしようね」と促しながらしばらくオマルに慣れることを促す 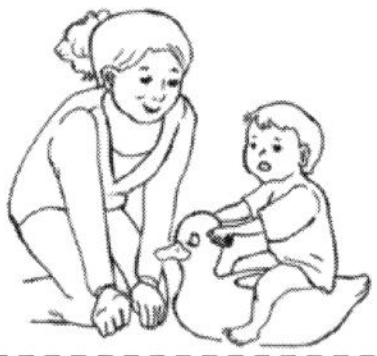	子どもが拒否した時は，ことばで落ちつかせながら促す．少しでも応えてくれた時に喜びを感じる
更衣	大人のことばに応じる	12カ月頃より上着を着せてもらう時などは，腕を通すなどを協力するが，じっとしていない 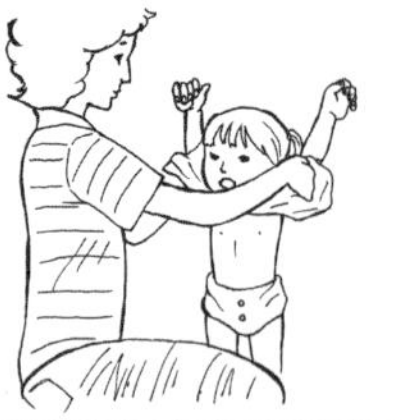	「バンザーイして」などの言葉での協力を促し，介助を要する箇所は手早く介助する	子どもが少しでもできることで，子どもからの協力を頼もしく感じ，喜ぶ
子どもの生活の特徴	6カ月を過ぎる頃から父母も毎日の生活に見通しがもてるようになり，食事，更衣などを家族と一緒にすることが増える．また，外出する機会も増え生活圏が広がる．身のまわりのことに少しずつ意欲的になり，自分でできるようになるきざしが確認されることが日々多くなる．子どもが協力できることと大人が介助や応援するところが育児のなかでわかりやすくなる．自然に養育者は介助を減らす方向でかかわっている			

図25-② 子どもと養育者の姿と基本的ADLの発達

12～24カ月

	発達の指標	子どもの姿	養育者の姿	交互コミュニケーション
食事	スプーンを使い始める スプーンと手づかみで食べる	自分で食べようとする．養育者に食べさせてもらうことを嫌う	周りを汚すことは大目に見る．介助用のスプーンを準備してこぼすことが多いようならば介助する	子どもの自発性を見守りながら「おいしいね．上手ね．あら，また落としたの」などと状況に応じたことばかけを行い，自分でできた時にはしっかりと誉める
清潔（入浴）	歯磨きやお風呂での洗体を真似始める	からだを洗ってもらいながら，自分でもしようとするが，うまくいかない	子どもが真似始めると「ゴシゴシしてみる」という，ことばかけを行いながら，子どもの手の動きに合わせて手助けする	子どものできることを感じ取りながら，介助を通してからだの成長を喜ぶ
排泄	オムツがぬれたことをしぐさで知らせる	養育者の近くに行って股間を触ったり，足を広げたりしてぬれたことを知らせる	「あれあれ，ぬれちゃったね」といって着替えを介助する	子どもは，ぬれた後で知らせると，養育者が清潔にしてくれて気持ち良くなる感覚を知る．そして，次も養育者に伝えるようになる
更衣	着替えに関心をもつ 着脱時に協力する	着せてもらう時に自分から袖に手を通そうとする．自分で脱ごうとしてもがいたりする	子ども自身から着脱に興味をもち，養育者に助けられながら協力する気持ちを大切にする．できる協力を待つようにする	袖やパンツを腕や足をいれやすい方向に調整するなかで，子どもができることを増やし，できたら喜んであげる
子どもの生活の特徴	ようやく自分の行きたいところへ自由に行けるようになるため，自己の世界が広がり，見るもの聞くものすべてが珍しく探索活動が高まる．そのため，いたずらも目立ってくる．家庭生活では，生活習慣のしつけが始まる時期となる			

図 25-③　子どもと養育者の姿勢と基本的 ADL の発達

いことができるようになっていくのかという基本的 ADL の発達の質的な変化を知るということでもある．

24～36カ月

	発達の指標	子どもの姿	養育者の姿	交互コミュニケーション
食事	スプーンと食器を両手に持って食べることができる 箸に関心を示す	大人の食べ方を真似るようになる．スプーンを操作しながら，お茶碗を持とうとする．また箸を自分で使おうとする	子どもが，お茶碗を持とうとすると，「上手ね」などと声かけをしながら励ます．持ちやすいお茶碗を準備する．子ども専用の箸も準備しておく	大人と同じ道具が置かれていることに満足する．また，家族や子ども集団で上手にできたことを誉めることで，自信がつく．さらに上手にできるように頑張ることができる
清潔 (入浴)	手や顔を洗えるようになる	食事，排泄，外遊びのあとに手を洗う	手や顔の汚れを自分で気づくように働きかける．子どもがひとりでも洗いやすい環境を工夫をする	子どもが自分で気づくためのことばかけや，自分で洗面台で洗えるような工夫を行う．ひとりでできることは見守る．できた時は誉めてあげて，自主性を高める
排泄	養育者に手助けされたり，自らことばで便尿意を告げ，トイレに行こうとする	便と尿意をことばで区別して養育者に告げる	排泄間隔を把握して，事前に告げることができるように手助けする	ひとりでも行きやすいようにトイレ環境を整えたり，着脱しやすい衣服を着せるようにして，自立を促す工夫をする
更衣	養育者に協力し，パンツなどは少し脱げるようになる	養育者に手伝ってもらおうという気持ちが育つ．自分でも少しずつ手足を動かし，脱ぐことができるようになる	子どもがひとりで脱いだり着たりできなくても，子どもがやろうとしていると「できるかな・・・やってみようか」という声かけを行いながら，子どもの行為を待つようにする	子どもの努力に対して励ましの言葉をかけながら，しばらく見守り，できないところは介助する．最終的には子どもに「できたね，えらかったね」と誉める
子どもの生活の特徴	ひとりでいろいろとできるようになり，自立心が強まってくる．ことばもたくさん覚えて大人との会話もなんとか通じるようになる．うるさいほど質問が多くなる時期である．また，同時に大人のいうことを聞かなくなり反抗することも多く，お友達とも喧嘩をするようになる．「待ってあげて」「順番にね」ということばで感情を制するように働きかけていくことが大切			

図25-④ 子どもと養育者の姿勢と基本的ADLの発達

36～48カ月

	発達の指標	子どもの姿	養育者の姿	交互コミュニケーション
食事	箸を使ってこぼさずに食べることができる.「いただきます.ごちそうさま」が言える	友達や家族が揃うまで待つことができる 挨拶をして食べることができる 嫌いな物をあらかじめ主張して,残さずに食べることができる.自分で食器を片付けることもできる	箸の持ち方を教えてあげる.残さず食べられるように励ます 自分で後片付けしやすいように,台所の洗い場所などを教える	ことばによる指導と環境の工夫を行い,子どもが成功しやすいようにする
清潔(入浴)	うがいをする	食前はうがいをして,食後にはブクブクといううがいや歯磨きを行うことができる	正しいやり方を繰り返し教える.子どもが行いやすい環境を工夫する	集団生活の場で自立できるように,家庭内の環境にも工夫をする
排泄	パンツを脱がせてあげるとひとりでする	ひとりでトイレに行ってできることもあるが,遊びに夢中になって失敗することもある.下着をよごしたら,養育者に知らせることができる	失敗する前に,排泄時間を予測し,トイレに促す.後始末などが不完全なので,手助けをしながら,成功経験を増し自信に結びつける	トイレにひとりで行けるように,明るく気持ちよい空間をつくる.成功した場合は誉めてあげて自信へと結びつける
更衣	ひとりで着ようとする ボタン,スナップを自分でしようとする	できないところは手助けしてもらいながら簡単な衣服,くつ,靴下,帽子などは,ひとりで着脱できる	物理的な距離をおいて子どものできることを見守りながら,ことばかけや衣服を工夫することで,遂行を助ける.子どもの意欲が失われる前に手助けし,成功体験で終了する	やる気がでるように,声かけを行い,集団のなかでもできる自覚を育てるように励ます
子どもの生活の特徴	基本的習慣が自立する.大人への協力ができて,なんでも「自分でする」という主張が強くなる.自我意識が芽生えていろいろな経験を通して,自立の基礎が育まれる			

図 25-⑤ 子どもと養育者の姿勢と基本的 ADL の発達

48～60カ月

	発達の指標	子どもの姿	養育者の姿	交互コミュニケーション
食事	遊びながら食べることがなくなる．一時的に食事の好き嫌いが目立つ．箸の持ち方が上手になる	嫌いなものでも，家族に促されて頑張って食べることができる．好き嫌いがあっても体のことを考えて頑張って食べることができるようになる	食事中のおしゃべりはできるだけ尊重する．度を越すようであれば注意をする．好き嫌いについては調理を工夫する	楽しい食事環境をつくりだす．おしゃべりが度を越すようであれば，養育者が抑制して，子どもが食事に集中できるように働きかける
清潔（入浴）	髪をとかす 鼻かみを正しくする 自分でからだを洗い始める	手洗い，うがいなどは病気との関係があることを理解して実行できる	習慣として身につけたものが何のために必要かを教える	習慣として行っていることの大切さを話し合う
排泄	尿，便の排泄行動が自立する	後始末ができるようになる．排泄後の衣服を整えることができる．決まった時間にトイレに行く必要性を理解する	トイレの使い方などを集団生活を例にだして身につけさせるようにする．生活の区切りでトイレに行く習慣をつける	習慣として行っていることについて，その意味について話し合う
更衣	前ボタンをかける ほとんど自分で着脱する	衣服の着脱をひとりでしようとして，順序よく身ごしらえする．友達ができない時はお手伝いをしようとする	ボタン，ホックなどを楽しんでできるような衣類を準備する．兄弟，姉妹の着脱のお手伝いも促すようにして，思いやりを育てる	自分でできることや他者のお手伝いを促しながら，生活のなかでの更衣着脱の意味を教える
子どもの生活の特徴	からだも運動も発達して，集団生活で友達も増えてくる．理解力も高まり，両親へのあこがれも強くなり，両親の指導が身につく時期である．子どもと一緒になって生活習慣を見直し実行することが大切な時期である			

図25-⑥　子どもと養育者の姿勢と基本的ADLの発達

5. 生活のいとなみのなかにADL技術の根拠をみる

　技術とはそれを用いるにあたって、効果や成果が予測できるものでなくてならない。その ADL技術の根拠が子どもと養育者、基本的ADLの交互コミュニケーションのなかにある。その法則を図26, 27に示し説明を加えていく。子ども側（点線を隔て上段が子ども、下段が養育者）には、できるようになっていく発達の指標を示した。子ども（○）から日常生活活動（△）への矢印は、子どもが主体的にかかわる度合いとできるようになっていく程度を示している。養育者の側には、介助と活動を工夫する矢印を分けた。介助とは子どもの未発達な機能を補う身体的介助を示す。矢印の太さは介助の量の多さを示す。食事と更衣活動を比較すると、「更衣」のほうが子どもが自分でできる程度を示す矢印が36～48カ月まで弱いのは、「更衣」活動そのものが「食事」に比べて作業遂行要素の発達が深く関係するものであり、運動、感覚-知覚-認知、心理、社会との発達と相関して発達する。そのため、それらの機能が発達する36～48カ月までは母親の介助や活動の工夫などが必要である。

1 「食事」と「更衣」

　「食事」と「更衣」を対比させて、養育者と子ども、基本的ADLのいとなみについて述べる。「食事」と「更衣」ともに0～6カ月と6～12カ月の図はよく似ている。0～6カ月は、自らはその活動に取り組むことがないため、△（日常生活活動）の印は養育者側にあり（養育者の介助を示す）、介助の量も多い。

　6～12カ月になると「食事」では手づかみができるようになり、「更衣」では衣類に触れることで自ら活動にかかわる段階となるので△の印は子ども側に位置し、「食事」では手づかみで自らがかかわる。「更衣」では、少し協力する（着せやすいように、活発な動きを止めてくれるなど）。母親の身体的介助は0～6カ月と変わらないが、「食事」では、スプーンを持ちたがるので子ども用スプーンを準備したり、「更衣」では動いても着せやすい衣類を準備するなどの子どもの主体的な行動や運動を行いやすくする配慮をする。

　12～24カ月では、「食事」はスプーンを使い始め、主体的にかかわることが多くなるが、十分な量を自分で摂取するまでには至らず介助用のスプーンなどを準備して適時介助する。「更衣」では自ら袖に手を通そうとするが、介助としては着やすい衣類を準備したりすることで子どものできることを増やす。この時期の「食事」と「更衣」では子どもが主体的にできることの差が生じ、「食事」のほうが、この時期にはスプーンでほぼ自立する。24～36カ月で「食事」は、スプーンで自立しているため、養育者からの働きかけは減るものの、子どもの次の関心事が茶碗を持つ、箸を使うことになるため、環境や道具の工夫の矢印は一時的に多くなる。このように発達はスプーンでほぼ自立してからも、子どもの主体性の発達に沿って一時的に養育者の働きかけが多くなる時期がある。

38 第1章 子どもと家族の生活とADL

図26 子どもと養育者，基本的ADLの交互コミュニケーション「食事」

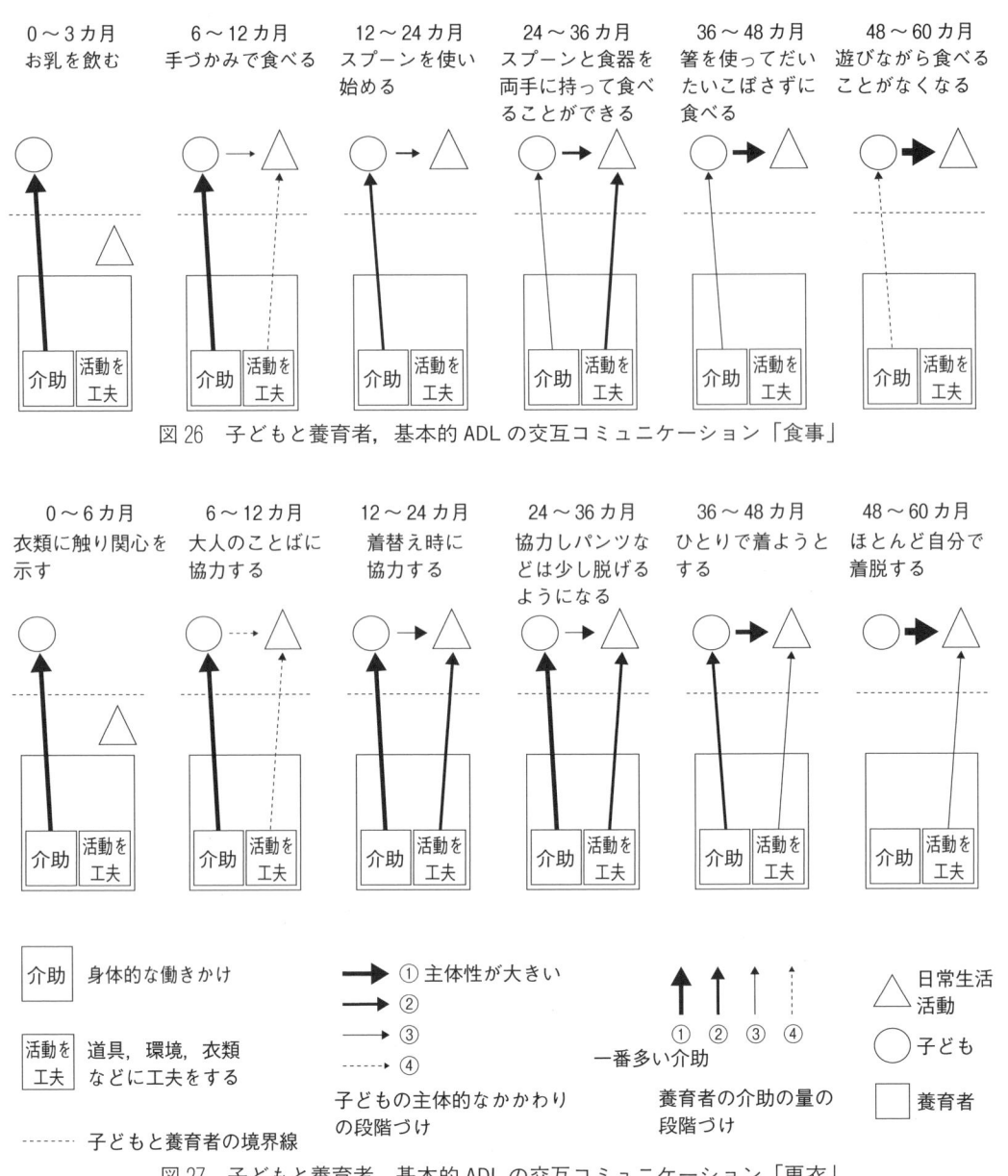

0〜3カ月 お乳を飲む
6〜12カ月 手づかみで食べる
12〜24カ月 スプーンを使い始める
24〜36カ月 スプーンと食器を両手に持って食べることができる
36〜48カ月 箸を使ってだいたいこぼさずに食べる
48〜60カ月 遊びながら食べることがなくなる

図27 子どもと養育者，基本的ADLの交互コミュニケーション「更衣」

0〜6カ月 衣類に触り関心を示す
6〜12カ月 大人のことばに協力する
12〜24カ月 着替え時に協力する
24〜36カ月 協力しパンツなどは少し脱げるようになる
36〜48カ月 ひとりで着ようとする
48〜60カ月 ほとんど自分で着脱する

凡例：
- 介助：身体的な働きかけ
- 活動を工夫：道具，環境，衣類などに工夫をする
- 子どもと養育者の境界線
- 子どもの主体的なかかわりの段階づけ：① 主体性が大きい ② ③ ④
- 養育者の介助の量の段階づけ：① 一番多い介助 ② ③ ④
- △ 日常生活活動
- ○ 子ども
- □ 養育者

「更衣」ではパンツなどは完全に脱ぐことができるようになるが，パンツをはく，かぶりシャツを着る，脱ぐなどに関しては養育者の働きかけが必要で，12〜24カ月に引き続き，自分で着脱しやすい衣類を準備してあげることは，自分でできたという自信にもつながるので重要である．

36〜48カ月では，「食事」は自立しているが，正しい箸の持ち方や励ましが必要となる．「更衣」においては，ひとりで着ようとするので，その自主性を尊重し，着脱しやすい衣類の準備や励ましがまだ必要な時期である．

48〜60カ月では，「食事」はマナーや社会ルールを教えてあげるような働きかけが必要である．「更衣」に関しては，本人が気にいった衣類でホックやボタンのついたものを準備してあげて意

欲的に取り組めるようにしてあげることが大切である．「食事」と「更衣」における子どもの主体性と養育者の働きかけを以下にまとめる．

①どちらも0～12カ月までは，母親の働きかけと子どもの自発性（横矢印）が同じである．
②12カ月以降は「食事」での母親の働きかけが「更衣」に比べて少なくなり，かつ子どもの主体性が高まり，スプーンや箸で自立する．
③「更衣」は，36カ月以降に自立するが，ほぼ自立した後も衣類の工夫や励ましなどによる働きかけが必要である．

2 ADL技術の根拠

　図26, 27の養育者の働きかけを作業療法士の身体的な働きかけと環境への工夫と，解釈してみてはどうだろうか．仮に発達の指標を作業療法の目的と考えて，その目的達成のための方法が「介助」や「活動を工夫」と考える．つまり，養育者の働きかけ＝作業療法士の働きかけとして図を解釈すると，養育者の育児のなかに子どもの基本的ADLの発達を促す技術の根拠がみえるのではないだろうか．例えば，6～12カ月の「手づかみで食べるが，スプーンに関心を寄せて握ってはなさい」という場面は発達障害をもつ子どもの食事場面ではよくあることである．スプーンを握っていることは次の発達の兆しが認められるということである．十分にスプーンで遊ばせてあげながら，基本的には食べさせてあげることを中心として，時々お皿にスプーンを誘導する身体的働きかけを行いながら，子どもから，握ったスプーンをお皿に運ぶという行為を目的にして働きかける．

　家庭のなかでの育児支援やADL支援で成果をあげるためには，発達障害をもつ子どもと養育者のこれらの交互コミュニケーションパターンを作業療法士が評価することから始め，他の作業遂行要素の評価結果とも合わせて統合と解釈を行い，子育て支援計画とADL支援計画（作業療法計画）として，日々の交互コミュニケーションパターンのなかに取り入れていくことが重要である．さらに，0～60カ月を10分程度の作業療法場面としてみてはどうだろうか．子どもの自発性が高まる横矢印の量が安定し大きくなるに従って，作業療法士の身体的働きかけや環境への工夫が減少している．微妙に自発性が減少すると図の12～24カ月から0～12カ月の働きかけに戻ることもある．このように作業療法場面も身体的働きかけと環境の工夫の矢印と自発性の増加との関係は微妙なさじ加減であり，経験がものをいうのかもしれない．このように養育者と子どもの生活のいとなみのなかに，作業療法士が子どもの基本的ADLの遂行を促すための技術の根拠の一部をみることができる．

6．子育て支援とADL支援

　本書では作業療法士による子育て支援とADL支援の定義を子どもと養育者のライフステージで区別して提案する．子育て支援とは，0歳から6歳までの乳幼児期と幼児期で，家庭で養育者

と子の交互作用のなかで育まれる時期のADL支援を示す．特に乳児期は基本的ADLを育むことが中心となり，徐々に子どもなりの社会参加が増すに従って，手段的ADLと地域生活活動を育む段階を迎えることになる．ADL支援とは6歳から成人期にかけて子どもの社会生活も広がり，基本的ADLに加えて，手段的ADLや地域生活活動が育まれる時期のADL支援を示す．

臨床像によっては，年齢が6歳から成人であっても，養育者（または施設職員）と子どもの交互作用のなかで育まれることが主の場合もあり，同時に社会参加のために手段的ADLや地域生活活動を並行させて育んでいく必要性がある．本書で示すようにICFの概念に基づき，子どもと家族の真のニーズを明確にしていく過程では，たとえ最重度の知的，身体的障害があるとしてもその時期に社会参加を目指し，地域生活活動を支援する必要性がある場合も多い．

1 子育て支援と作業療法士の役割

日々の子育てのなかで基本的ADLが育まれる．この時期の子育てを支援する専門職としての作業療法士の役割について整理する．

①10名の発達障害をもつ子どもと養育者の生活は10通りあることを認識して，生活での子育て場面を養育者から傾聴する．

②子どもと養育者の交互作用から生活場面でのADLを理解し，快情動の交流を明確にする．子どもからの非言語的信号を養育者と共に明確にして，子育てのなかで交互のコミュニケーションを育んでいることを養育者に伝える．

③養育者の日々の子育てに対して，快の情動交流が豊かな場面から子どもの自発性が促されるような子育て支援計画（作業療法計画）を立案する．

④③で立案したものは必ず，作業療法士が養育者と実践してから日々の子育てに取り入れていただく．

⑤次回の作業療法の時に，④の場面の写真やビデオを撮ってきていただいて，子どもの自発性が増したことや快情動の交流がなされていることを確認し合う（効果，成果の確認）．次にステップアップした子育て目標を養育者と共に考えていく．

①〜⑤の具体的な実践を通して日々の子育てに参入しながら，その成果を前提にしながら養育者と子どもそして作業療法士で，共に喜びあうことが大切である．

2 ADL支援と作業療法士の役割

子育て支援のなかでも家庭のなかでの基本的ADLを育みながら，子どもが子ども集団に参加する幼児期（1〜6歳頃），学童期，成人期にかけての集団のなかでの基本的ADL，手段的ADL，地域生活活動の支援に対する作業療法士の役割について整理する．

①10名の発達障害をもつ子どもと養育者の生活は10通りあることを認識して，生活での子育て場面を養育者から傾聴して，三間表[14,25,26]，生活の地図[27,28]を作成する（後述）．子どもと

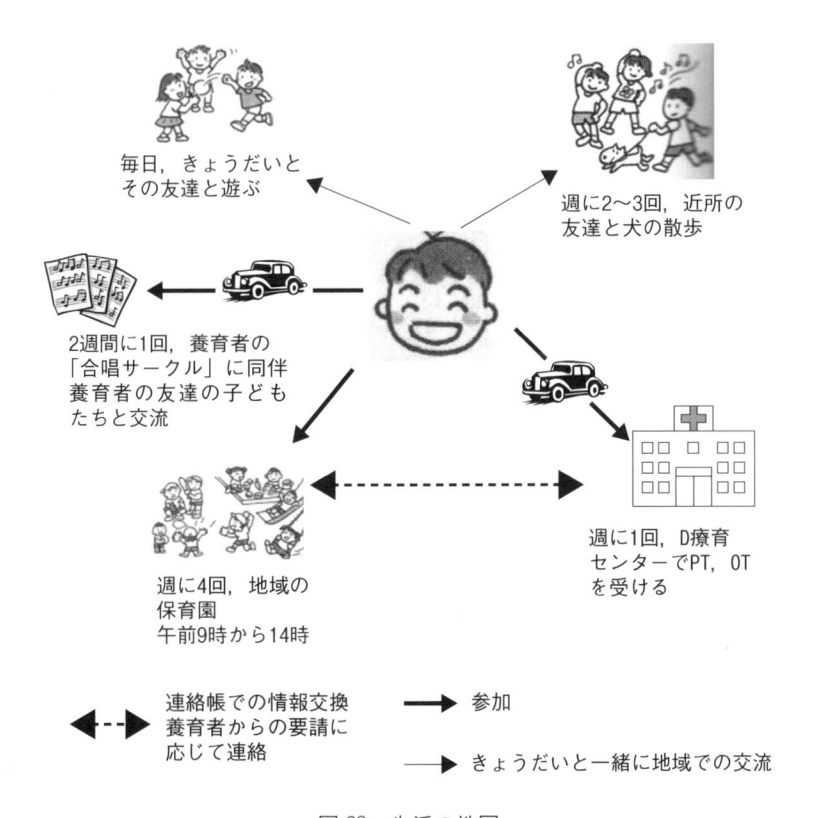

図 28 生活の地図
(家本芳郎（編著）：小学校 自立を育てる 基本的生活習慣のしつけ．
ひまわり社，p 27，81，2005 より引用)

家族を中心として，どのような機関，集団，近隣に参加し，どのような人と出会うのかを明確にする（図 28）．
②作業療法士が働く専門機関に他職種がいる場合は，その専門機関独自の個別支援計画のなかで作業療法士が担っていく役割と ADL 支援を明確にする．
③子どもが参加する集団，機関からの情報収集を中心にして，その集団や場所での子どもの基本的 ADL，手段的 ADL，地域生活活動における交互コミュニケーションを評価する．場面ごとで子どもの姿が異なるのはあたりまえのことであり，そのすべてが子どもの活動や参加のいとなみと考える．また，標準化された評価を用いることは有効と考える．しかし，運動障害と知的障害が重い場合は，その場所で介助してくださる人や仲間との交互コミュニケーションのなかで，少しでも自発性が高まっているプロセスを評価することが重要である．
④子どもにかかわる人と参加する場所，環境に応じた作業療法計画の立案が必要である．その場に赴き評価することが良いと思うが，現実的には制限がある．そのため，参加場面の写真やビデオを利用しながら，子どもの自発性を高めるプログラムと環境の工夫を行うプログラムを準備する．
⑤子どものさまざまな生活場面の写真やビデオで成果を確認する．養育者を通して他職種の方にもお伝えして，子どもの自発性が高まっていること，具体的にできることが増えているこ

とを確認し，快情動を共有していただく．
⑥子どもの基本的ADLの発達の基礎となる運動機能，感覚-知覚-認知機能，心理機能，社会機能や感覚統合機能を促した効果や成果は，子どもや養育者，他職種に示していくことが求められる．

文　献
1) S. M. Haley et al. (原著), 里宇明元, 近藤和泉, 問川博之(監訳)：Pediatric Evaluation of Disability Inventory (PEDI) リハビリテーションのための子どもの能力低下評価法. 医歯薬出版, pp 227-232, 2003
2) 待井和江：乳幼児期. 高橋　敷(監)：家庭しつけ法. ミヤケ出版, pp 18-85, 1985
3) 岡田正章：教育的意義. 岡田正章, 他(編)：生活習慣. チャイルド本社, pp 1-17, 1978
4) 岡田正章, 土橋冨美子： 発達の姿. 岡田正章, 他(編)：生活習慣. チャイルド本社, pp 18-56, 1978
5) 河井秀子, 石井芙美子：基本的生活習慣. 岡田正章, 他(編)：生活習慣. チャイルド本社, pp 57-186, 1978
6) Pedretti LW：Occupational Therapy；Practice skills for physical disfunction, 2nd ed. Mosby Press, New York, 1985(小川恵子, 他(訳)：身体障害の作業療法, 第2版, 協同医書出版社, 1988)
7) 江藤文夫, 溝口　環, 飯島　節, 他：老年者の拡大ADLについて(会), リハ医学　30：837, 1993
8) 高橋　敷：児童期, 思春期. 高橋　敷(監)：家庭しつけ法. ミヤケ出版, pp 130-265, 1978
9) 家本芳郎(編著)：小学校　自立を育てる　基本的生活習慣のしつけ. ひまわり社, pp 44-80, 2005
10) 田貝公昭：しつけと子どもの自立. 合同出版, pp 8-116, 2004
11) 田村良子：作業遂行課題. 日本作業療法士協会(監)：作業治療学3　発達障害［改訂第2版］. 協同医書出版社, p 78, 1999
12) 永井洋一, 他：感覚統合と脳のしくみの話. 佐藤　剛(監)： 感覚統合Q&A. 協同医書出版社, pp 140-177, 1998
13) 岡本夏木：子どもとことば. 岩波新書, pp 15-82, 1985
14) 今川忠男：発達障害児の新しい療育. 三輪書店, pp 2-25, 2000
15) 今川忠男：発達障害をもったこどもたちの生涯発達. 作業療法　16：349-353, 1997
16) 経澤華子：障害をもつ母親のQOL評価. 作業療法　18(Suppl)：187, 1999
17) 佐竹孝之：重度心身障害児のニーズに関する調査研究. 平成2年厚生省心身障害研究. pp 116-126, 1999
18) カレル・ジャーメン, アレックス・ギッタメン：エコロジカルソーシャルワーク. 学苑社, pp 101-120, 1992
19) 氏家達夫：親になるプロセス. 金子書房, pp 12-245, 1996
20) 久世妙子：子どもの発達と家庭生活. 日本家政学(編), 朝倉書店, pp 2-26, 1988
21) 大瀧ミドリ：子どもの発達と家族関係. 日本家政学(編), 朝倉書店, pp 27-41, 1988
22) 氏家達夫：家族. 発達　73：53, 1998
23) 氏家達夫：乳幼児と親の発達. 講座生涯発達心理学2. 金子書房, pp 99-116, 1994
24) 氏家達夫：子育てと親育ち. 発達　73：13-20, 1998
25) 辛島千恵子, 生田宗博：親と子の発達とホームプログラムのあり方. OTジャーナル　35：382-388, 2001
26) 辛島千恵子：自立生活を支える個別支援. OTジャーナル　38：361-366, 2004
27) 個別教育・援助プラン：安田生命社会事業団, 2000
28) 療育のまとめ：広島市こども療育センター, 肢体不自由児通園施設二葉園, 2004
29) 高橋重宏：児童福祉施策の転換と新しい理念. 社会福祉研究　60：124-132, 1996
30) Crowe TK：Time use of mothers with young children：the impact of a child's disability. Dev Med Child Neurol　35：621-630, 1993
31) Crowe TK, VanLeit B, Berghmans KK：Mothers' perceptions of child care assistance：the impact of a child's disability. Am J Occup Ther　54：52-58, 2000
32) 秋山泰子：発達障害児のライフサイクル計画. 発達障害医学の進歩　7：1-7, 1995

参考文献
1) Crowe TK：Time use and role perceptions of mothers with young children． The impact of a

child's disability. Unpublished doctoral dissertation, University of Washington Seattle, 1991
2）秋山泰子：発達障害児のライフサイクル計画．発達障害医学の進歩 7：1-7, 1995
3）細山公子，大久保節士郎：乳児期．須藤敏昭，他（編）：子育て百科．大月書店，pp 38-132, 1985
4）秋野勝紀：幼時期．須藤敏昭，他（編）：子育て百科．大月書店，pp 272-334, 1985
5）WHO：国際生活機能分類．中央法規出版，pp 3-23, 2003
6）独立行政法人国立特殊教育総合研究所，WHO（編著）：ICF 活用の試み．ジアース教育新社，pp 6-74, 2005
7）井上建治，久保ゆかり：子どもの社会的発達．東京大学出版会，pp 90-205, 2005
8）高橋重宏：児童福祉施策の転換と新しい理念．社会福祉研究 60：124-132, 1996

第2章 発達障害をもつ子どもの特性と基本的ADL

　筆者が臨床を通して何人もの発達障害をもつ方と出会い学んだことは，障害の特性と評価そして支援の方法にある程度の法則性があるということである．個のもつ個人因子，環境因子，地域参加のあり方，家庭内でのありようによって活動制限や参加制約は個，固有の様子を示す．障害の特性によって起こりうる身体的，精神的機能障害から活動制限と参加制約を予測することで，間違いのない子育て支援とADL支援が実践できると考える．その身体的，精神的機能障害の特性を各疾患別に述べ，基本的ADLの制限についてまとめる．身体的・精神機能障害の特性と評価，そして支援の方法は，先天奇形，二分脊椎，分娩麻痺などの末梢神経麻痺や骨，筋疾患などは従来の専門書でも明確に記載されている．筆者が強調したい疾患は，従来から熟練した技術が必要とされている脳性麻痺や知的障害（重複障害を含む）をもつ子どもと成人においても，その特性が理解できれば，発達障害と初めて出会う作業療法士であっても間違いのない子育て支援とADL支援が可能となる．この章では，特性によってもたらされる基本的ADLの制限に限局することになるが，ADLの活動制限や参加制約を個の障害に限局させないようにICFに基づいて統合し，真のニーズを見いだして子育て支援，ADL支援（第3，4章と実践編を参照）をすることが本書の目的であることを確認したうえでこの章を読み進めていただきたい．第1章の基本的ADLの基礎を振り返りながら，身体的，精神的機能障害の特性を作業遂行要素，感覚統合の発達，コミュニケーションの発達の視点でまとめる．

1. 脳性麻痺をもつ子ども

1 身体的，精神的機能障害の特性

　脳性麻痺とは「受胎期から新生児期（生後4週）までのあいだに生じた脳の非進行性病変に基づく，永続的なしかし変化しうる運動および姿勢の異常である．その症状は2歳までに発現する．進行性疾患や一過性運動障害または，将来正常化するであろうと思われる運動発達遅滞は除く」と定義されている（1968年厚生省脳性麻痺研究班）[1]．この定義から，①中枢性神経障害，②発達遅滞，③感覚-知覚-運動障害が特性として挙げられる．正常姿勢反応の発達の遅れか異常となり，異常な筋緊張に基づく運動麻痺を示し，姿勢と運動パターンの障害として現れる．そのパターンは多様性に欠け，定型的なパターンを呈するため，生活のなかでの感覚-運動経験を通して異常な感覚-運動経験がフィードバックされる．そのため姿勢運動パターンや関節可動域の制限に影響を与えることになる．また発達の遅滞を伴うことが多く，運動麻痺による活動制限だけではなく，発達遅滞に特有の原始的パターンによる活動制限も現れる．日々の生活は人，環境との交互作用のなかで環境からのさまざまな感覚-知覚体験が大脳皮質と皮質下レベルで統合されて，適応的な運動反応として外界へ表出される．このプロセスでの処理が順調に進まないのが感覚（知覚）-運動障害と理解していただきたい．脳性麻痺をもつ子どもは，異常な運動により日々の活動を遂行することによって，その感覚-運動障害は助長され，異常な運動パターンが定型化する．それによって関節可動域制限も早期に出現することになる．しかし，子どもがかかわる環境（座位保持椅子，おもちゃ，活動内容など）や人のかかわり方で，外界からの経験を修正することで環境への適応的な表出が行われ，かつ適切な運動経験が学習できることになる．

1）作業遂行要素

　主は運動機能と感覚-知覚-認知機能の障害と考える．しかし，人，環境との交互作用のなかで障害の特性を理解するうえでは，従来二次的障害として位置づけられてきた心理，社会機能の機能障害も生活のなかで明らかになることが多い．

2）感覚統合機能

　発達するプロセスで常に，第一段階と第二段階を繰り返し統合する．重度の障害をもつ場合は，特に新たな体験や環境，参加する集団ごとに第一段階と第二段階の積み木積みの支援が必要である．例えば，学校の野外学習で野の花の写生を行ったとする．野の花を見て，写生しやすいように座れて（図1），他の草花と区別して，写生すべき野の花を見る．このプロセスのなかでは第一と第二の積み木を屋外で積み直す．そして，新たに視覚と運動の協調が必要となる第三の積み木を積む経験をする．

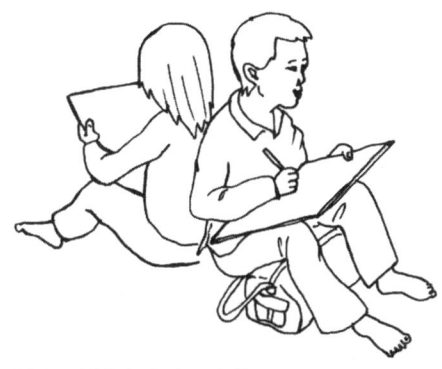

図1　写生しやすい座位
友達の背中にもたれ，膝下にバッグを入れて，股・膝関節を屈曲位に保つことで骨盤の後傾を防ぎ，座位が安定する

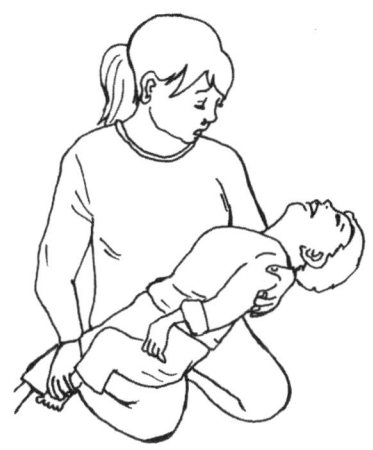

図2　緊張で反り返るため，上手に抱っこができない状況

3）コミュニケーション

　感覚統合機能の第一の積み木積みと関連が高いものである．お母さんに抱っこしてもらう時（図2）に緊張が強く反り返ってなかなか上手に抱っこできない場面をイメージしていただきたい．子どもは不安定で「上手に抱っこして」と言わんばかりに泣き始めるかもしれない．お母さんも一生懸命だけれども，うまく抱っこできない場合は前述した同期行動，共鳴動作，サイクル交換が順調に行われるとは言い難い．つまり，運動機能，感覚-知覚-認知障害が主である脳性麻痺をもつ子どもは，初期のコミュニケーションの遅れをもつことは避けられない．そのため心理，社会機能の発達にも大きく影響を及ぼすことは免れない．

2　基本的ADLの制限

1）移動と機能的座位姿勢の発達

　中枢神経系の障害によって正常姿勢反応の発達の異常と遅れを呈するため，基本的ADLでは，特に移動と機能的座位姿勢の制限が食事・摂食活動，清潔（入浴・整容）活動，更衣活動，排泄活動などの基本的ADLの制限に影響を及ぼす．健康な子どもの移動は，生後7カ月頃から発達する．つまり，腹臥位でのバランス反応がこの時期に発達し始める．図3のように前方にあるおもちゃを手でreachしようとする際に反対側の前腕と恥骨，大腿部で支持面を形成してその運動を支える．そのおもちゃに到達できずにさらにreachしようとするとreach側の膝でも体重を支えることになり，その結果，前方に前進する．つまり腹臥位でのバランス反応が発達し始める（reach側の運動性と反対側の支持性）．このような腹臥位バランスの発達に伴って，さらにon handsの経験を経て重心が高くなり，四点支持の姿勢を経験するなかで一側reachから体幹の回旋運動を伴いながら座位へと移動する．または，自分では座れない時期にお母さんの手助けで一人で座れる6〜7カ月の子どもが，座位でのバランスを学習しながらreachの活動が盛ん

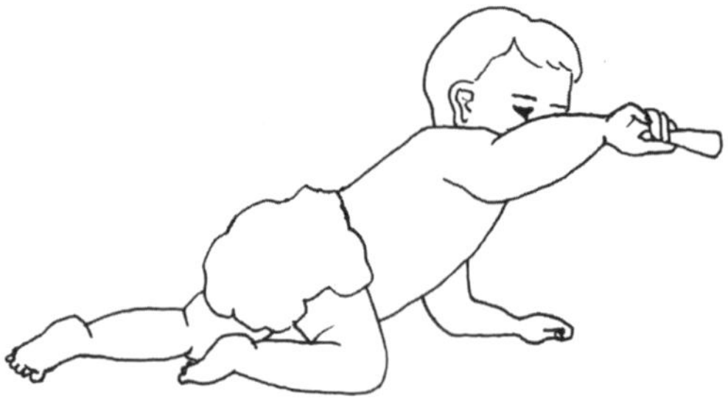

図3 前方にあるおもちゃを手でreachしようとする際に到達できずにさらにreachしようとすると，reach側の膝でも体重を支えることになり，その結果，前方に前進する（Alexander R，他（編著），高橋智宏（監訳）：機能的姿勢—運動スキルの発達．協同医書出版社，p 151，1997より改変引用）

となり，正中線を越えてのreach活動に伴い体幹の回旋運動を経験するなかで四つ這いへの移動を学習することになる．このように，機能的座位とは，座位を保持して自由にreachできることと，さらに座位から姿勢変換を行って移動できる姿勢のことをいう．

2）移動と機能的座位姿勢の制限

脳性麻痺をもつ子どもは中枢神経系の障害によって正常姿勢反応の発達の異常と遅れを呈するため，特に移動と機能的座位姿勢の制限が食事・摂食活動，清潔（入浴・整容）活動，更衣活動，排泄活動などの基本的ADLの制限に影響を及ぼす．

移動の制限が直接的な影響を及ぼさないのは，食事・摂食活動のみである．その他の基本的ADLはすべて移動と機能的座位姿勢の制限が直接的に影響する活動ばかりである．例えば，清潔活動の入浴活動は着替えが終了したあと別室からの浴室への移動，洗い場内の移動，浴槽への出入りでは移動制限が直接的に影響を受ける．また，からだを洗う，洗い流す，脱衣，着衣などは機能的座位姿勢の制限が直接的に影響を与えることになる．更衣活動においては，上着の着脱に関しては移動制限の影響は受けにくいが，下着の着脱に関しては立位バランスの制限があると，座位，膝立ち，立位という姿勢を変換する必要があるので，体位変換の能力が必要となる．しかし，食事・摂食活動に関しては体幹の回旋や上肢の広い範囲でのreach活動は必要としないために機能的座位姿勢の制限が強く影響することは少ない．

3）食事活動の制限・摂食機能の障害

食事活動は，座位保持が可能で図4に示すようにスプーンを握る，すくう，運ぶ，取り込むなどの基本動作で行われる．重力に抗する動作としては口まで運ぶ時に，痙性麻痺を示す子ども（図5）は反復動作によって連合反応の影響により痙性が亢進して，さらに運動が緩慢となり，動作が遅くなるのみではなく末梢の分離運動も緩慢となる．つまり，すくう時のスプーンの操作や箸の操作に影響を及ぼす結果となる．さらに，摂食機能にも影響し，嚥下機能の低下や舌や下顎の動きの緩慢さを併発させることになる．また，筋緊張の動揺を示す子ども（アテトーゼ型）は，抗重力運動時に頭部と上肢に不随運動を示し，目と手，口と手の協調動作が阻害されることになる．図6のように口付近まで金属性のスプーンによる触刺激によって，筋緊張の動揺が高ま

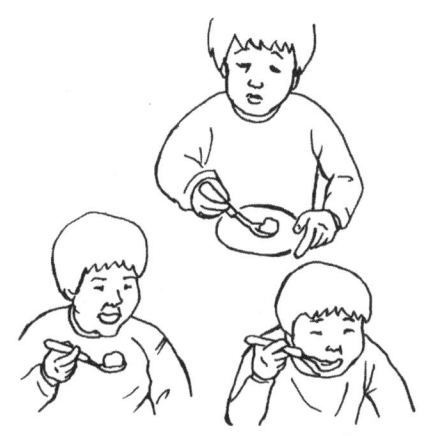

図4　食事動作は座位保持とスプーンを握る，すくう，運ぶ，取り込むなどの基本動作で行われる

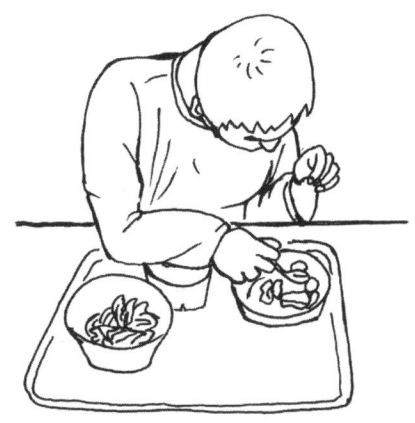

図5　痙直型の子どもは反復動作を行うことで，連合反応により痙性が亢進する．そのため動作が緩慢となるだけでなく，両手動作が行いにくい（左上肢が連合反応の影響を受けている）

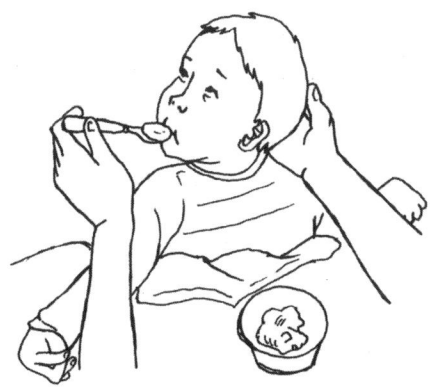

図6　アテトーゼ型の子どもは金属性のスプーンが口腔内に入る触刺激によって，筋緊張の動揺が高まると同時に頭部のねじれと側屈が強まる

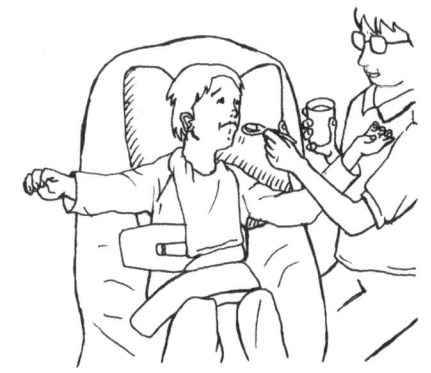

図7　痙直型の子どもはスプーンが近づくにつれて姿勢筋緊張が増し，口腔周辺の緊張も高まり，口を強く閉じてしまう

り，頭部が反対方向にねじれ，側屈が強まり，未熟な口腔内反射（咬反射）が出現し，元来機能するはずの口唇，下顎，舌の運動性までも阻害されることになる．

　摂食機能の障害は脳性麻痺をもつ子どもの特性からは，姿勢筋緊張，口腔内の原始反射の影響，口腔感覚と口腔顔面領域の感覚-運動経験の未熟と異常が主として影響している．また，経験的因子としては正常な感覚運動経験不足と日々の介助のあり方なども影響して摂食障害の臨床像を形づくる結果となっている．例えば，痙直型の脳性麻痺をもつ子どもでは図7のような日々の介助姿勢や座位姿勢では，食べ物を取り込む時にスプーンが近づくに従い姿勢の筋緊張が増し，顔面の口腔周辺の筋緊張が高まり口を強く閉じてしまい，口腔内の処理機能の緩慢さにも影響を与える結果になる（図7）．つまり，日々の介助の積み重ねが正常な感覚運動経験をも阻害していることになる．

4）清潔（入浴・整容）活動の制限

　清潔活動のなかの入浴活動は図8に示すように，①脱衣，②移動，③浴室内での洗体，洗髪，④浴槽への出入り，⑤からだふき，⑥着衣などの工程がある．これらの工程をさらに基本動作に分析すると，どの動作も立位保持と移動，機能的座位の発達が重要である．浴室までの移動のための手段も当然であるが，浴室内での姿勢変換（立位-座位（しゃがむ），座位-立位，片足支持-両足支持）が多い．また，機能的座位においても，上肢の広い範囲でのreach活動と体幹の回旋運動といった座位における上肢の抗重力活動が著しい動作である．しかし，整容動作である歯ブラシや洗顔などは立位が保持されるか座位が保持されると，①蛇口をひねる，②肘を伸展させる，③前腕を回外させる，④肘を屈曲させる，などの基本動作で目的が達成する（図9）．脳性

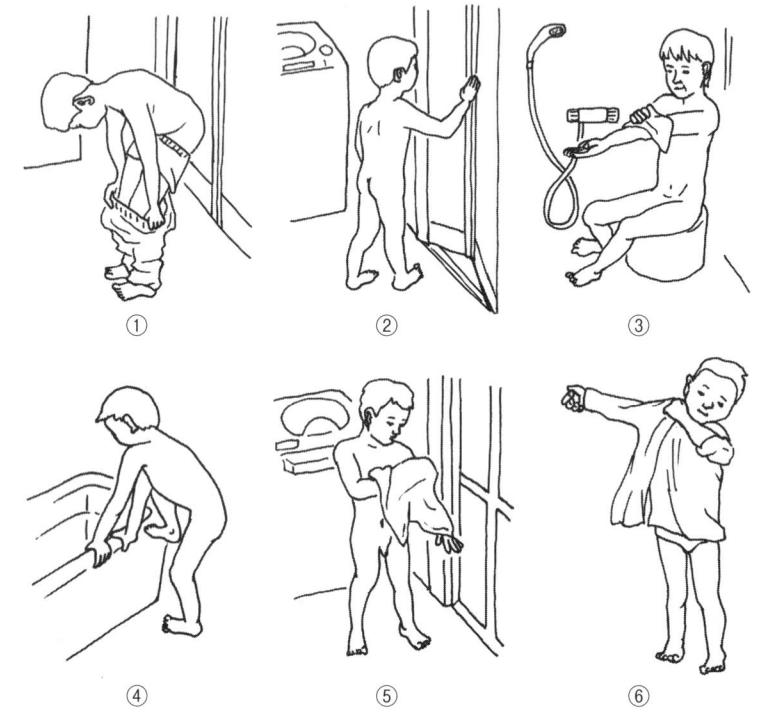

図8　入浴活動
①脱衣，②移動，③浴室内での洗体，④浴槽への出入り，⑤からだふき，⑥着衣

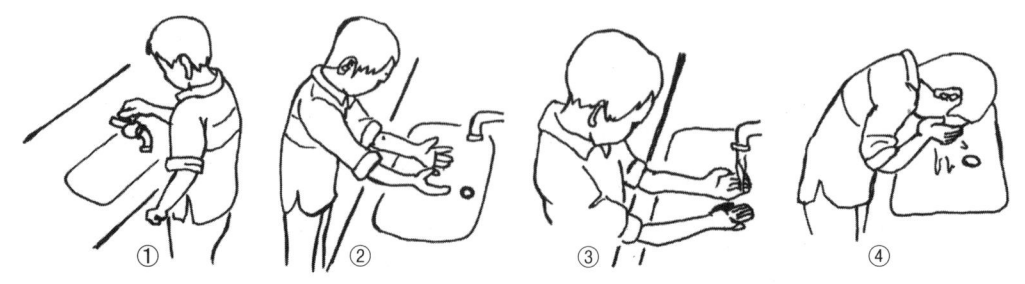

図9　整容（洗面）活動の歯ブラシや洗顔は，立位または座位が保持されると，①蛇口をひねる，②肘を伸展，③前腕回外，④肘を屈曲させる，などの基本動作で目的が達成する

1. 脳性麻痺をもつ子ども　51

麻痺をもつ子どもや成人にとっては抗重力活動が多い入浴活動は身体的機能障害の特性から考えて，活動制限はまぬがれない．痙直型の脳性麻痺をもつ子どもは，軽度の痙性麻痺をもつ子どもであっても，浴室というすべりやすい状況で姿勢変換や座位で背中を洗う洗体動作においては，姿勢筋緊張が亢進して機能的座位の制限が著明となる（図10）．また，浴槽への移動時の中腰姿勢での側方，後方へのバランス反応が未熟かもしくは，中腰姿勢が屈筋の痙性を亢進させてしまい，十分に一側を支持側として，もう一側を屈曲するなどの運動に制限が生じる（図11）．また，歯ブラシや洗顔においては中等度の痙性麻痺をもつ脳性麻痺の子どもは，座位であっても前腕の回外運動の障害や制限があり，洗顔に必要な水を顔まですくってもってくることができないことが多く，洗い桶に一度水を入れて，肘関節を屈曲した状態では回外が可能なので，必要な水の量を顔まで運んでくることができる（図12）．次にアテトーゼ型の脳性麻痺をもつ子どもは感覚刺激に非常に敏感な場合が多く，浴室の床やお湯，シャワーの温度の設定に気をつけないと予期せ

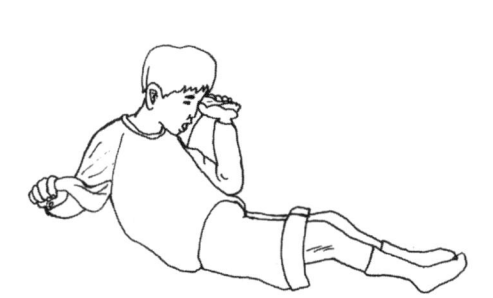

図10　中等度・軽度の痙性麻痺をもつ子どもの洗体活動は，浴室内という滑りやすい状況では姿勢筋緊張が増大し，機能的座位の制限が著明となる

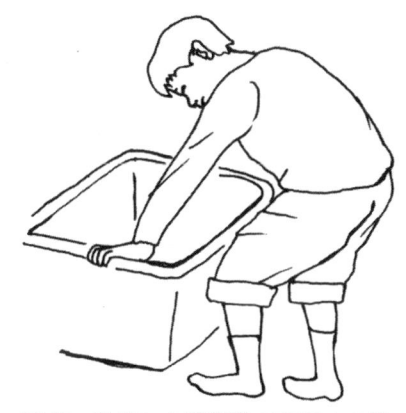

図11　浴槽に中腰姿勢で移動する時は，一側の下肢を支持側として，もう一側を屈曲するなどの運動に制限が生じる

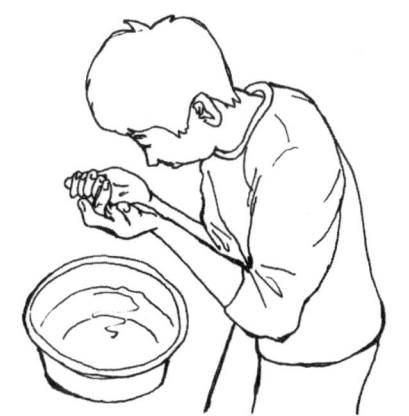

図12　中等度の痙性麻痺をもつ子どもは，洗顔時に洗い桶に一度水を入れて，肘を屈曲した状態であれば回外運動を行いやすく，必要な水の量を顔まで運ぶことができる

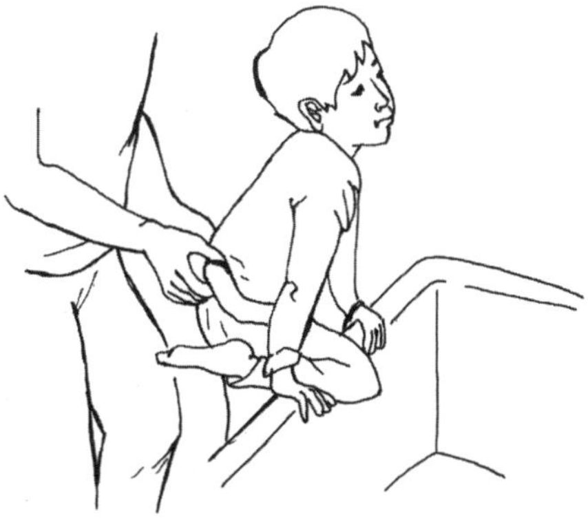

図13　アテトーゼ型の子どもは筋緊張の動揺により中腰姿勢（例えば浴槽をまたぐ動作）が苦手であり，完全に伸展（立位）か完全に屈曲（座位）ならば姿勢を保持できる．中間位での姿勢保持能力は低く不安定となり，介助が必要なことが多い

ず座位から転倒しそうになったり，浴槽に入る時にバランスを失うことがある．また，痙直型に比べて中腰姿勢（例えば浴槽に入る時の姿勢）で筋緊張の動揺性が高まるため，完全伸展（立位）か完全屈曲（座位）ならば姿勢の保持能力は保たれるが，その中間的姿勢での姿勢保持能力は不安定となる（図13）．

5）更衣活動の制限

更衣活動の制限は上着とズボン（パンツ）などではその動作を遂行する機能は異なる．上着の着脱は，広い範囲でreachする機能が必要である．その時に起こりうるバランスの崩れに対しても座位（または立位）を保持する機能が必要である．ズボンに関しては，立位を保持しながら（足底の狭い支持面において）一側で体重を支え，もう一側が機能的に動く必要がある．立位保持ができないと，座位，膝立ち，後ろもたれ立位姿勢などの姿勢で工夫をして行う（図14）．そのため，中等度，重度の痙性麻痺をもつ子どもは，立位障害や座位バランス障害があるため，上着の着脱に関しては，W sitingで支持面を広げて安定した座位を確保する．この姿勢を長期にわたり実用的に使用することで，股関節が脱臼する危険性がある．次に，軽度の痙性麻痺をもつ子どもは，姿勢を保持するためのバランスは問題がないため上着の着脱には問題は生じない．しかし，ズボンなどの着脱に関しては，少なくとも座位姿勢で一側の臀部を床から上げるという運動が必要であるし，その姿勢のなかで上肢を使用する時に連合反応によって緊張が亢進するため

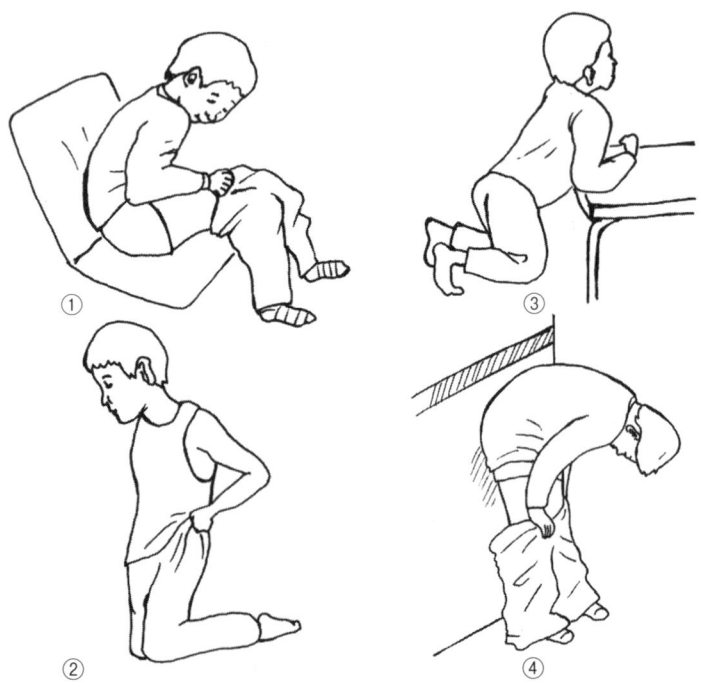

図14　更衣時のズボンの着脱は，立位保持ができなければ，①座位，②膝立ち，③前もたれ膝立ち，④後ろもたれ立位などの姿勢で工夫をして行う

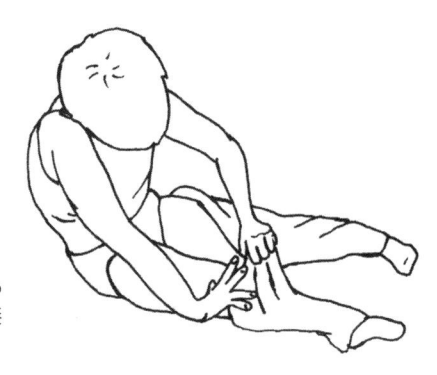

図15 アテトーゼ型の子どもは広範囲の reach 時に筋緊張が動揺し，肘や膝関節の中間位保持が困難となる

に，動作の遂行に時間がかかる結果となる．両麻痺のように自力で立位はとれなくても，座位や膝立ちでの姿勢保持や側方へのバランスが発達している場合は，ズボンなどの着脱は，姿勢を変換しながら可能である．しかし，トイレ環境とからだの関係などからあらゆる条件で可能とは言い難いので，参加制約に至る場合が多い．アテトーゼ型の子どもは，筋緊張の動揺のために広範囲での reach 活動時の肘関節や膝関節の中間位保持が保持できないために過度な伸展や過度な屈曲運動を行いながら活動を遂行する．そのためバランスが失われた時に動揺性が増し，姿勢保持能力が低下し時間を要する結果となる（図15）．

6）排泄活動の制限

　排泄活動（図16）は，①トイレまでの移動，②脱衣，③便座への移動と座位保持，④後始末，⑤着衣が工程である．トイレまでの移動が車いすか独歩かによって便座への移動方法は異なる．また，トイレの広さやトイレ内のバーの取り付け位置なども異なる．脳性麻痺をもつ子どものなかでも，独歩可能な両麻痺か独歩ができない四肢麻痺かによってその制限の現れ方は異なる．排泄動作は入浴動作と同様に，座位での広い範囲での reach 機能と体幹の回旋運動が必要とされる．そのため，両麻痺レベルの障害で杖歩行程度が可能であるならば通常の洋式トイレで可能であるが，杖歩行が可能であっても四肢麻痺の障害となるとバーの取り付け位置や便座の高さ，トイレットペーパーの位置などによっては，制限範囲が異なる（図17）．また，便座に座って大便をする時に必要な機能として前かがみになって踏ん張ることがある．この時，四肢麻痺の障害があると足底を床につけることが困難であったり（図18），前かがみになることで過剰に屈曲の緊張が亢進して座位バランスが保てなくなる場合がある．

54　第2章　発達障害をもつ子どもの特性と基本的 ADL

図 16　排泄活動
①トイレまでの移動，②脱衣，③便座の移動と座位保持，④後始末，⑤着衣

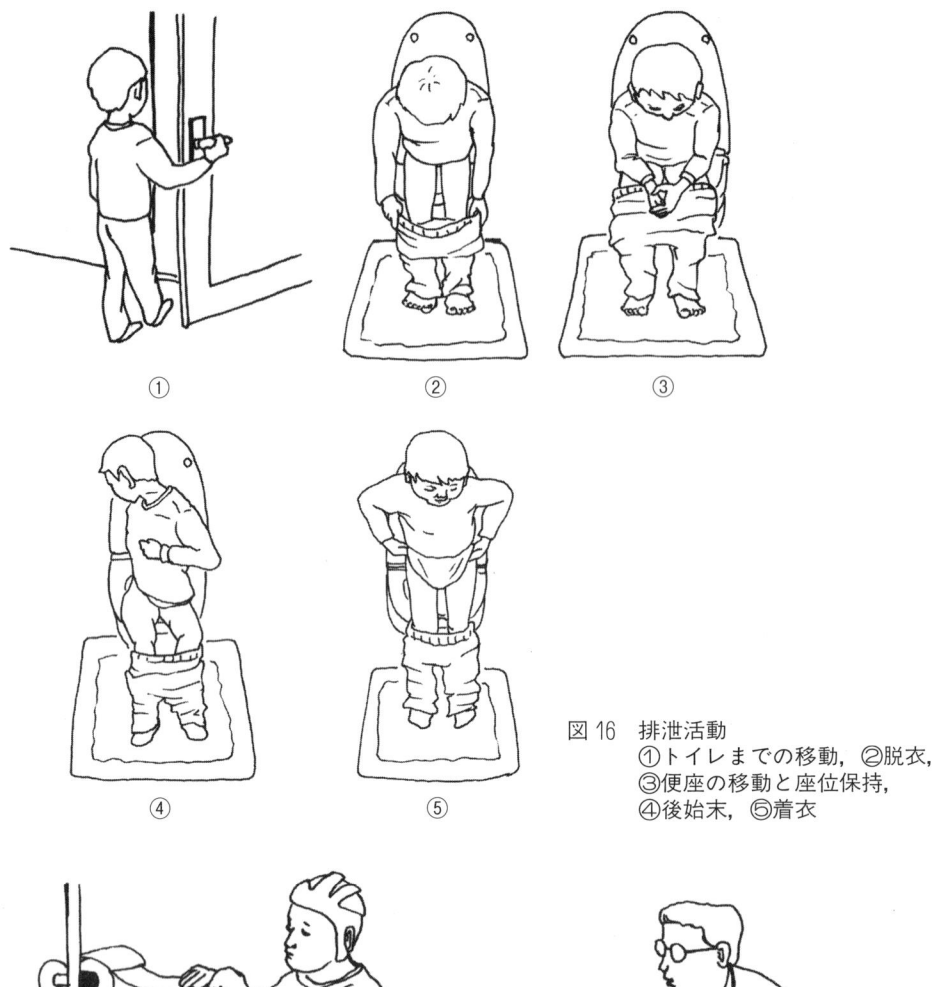

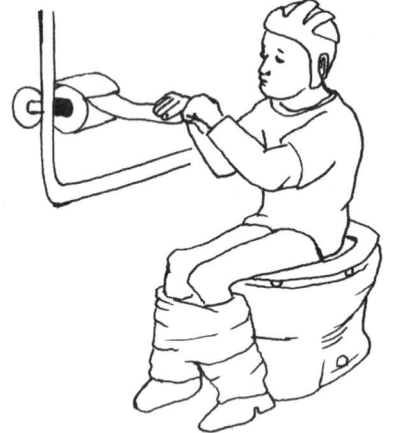

図 17　右側方のトイレットペーパーを操作する時にバランス反応が不十分なため，肩・肘関節の屈曲痙性が増す．そのため，手指での操作がうまくできない

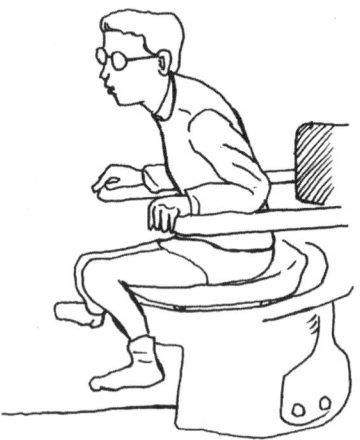

図 18　便座が高い場合に足底を床につけることができず，踏ん張ることができない

2．知的障害をもつ子ども

1　身体的，精神的機能障害の特性

　知的障害とは，①知的機能が明らかに平均より低い状態（おおむね知能指数70以下とされている），②適応技能の障害をもっていること，③18歳以前に発症すること（ICD-10，DSM-IVの共通した定義）[2]である．さらに適応技能については，1992年のAAMRの定義で適応技能を①コミュニケーション，②身辺処理，③家庭生活，④社会的技能，⑤地域社会の利用，⑥自己志向性，⑦健康と安全，⑧実用的学業，⑨余暇，⑩仕事としている[2]．これらの定義から特性を挙げると(1)中枢神経障害，(2)知的障害と知的障害からくる運動発達の遅滞と未熟性，(3)基本的ADL，手段的ADL，地域生活活動の制限と制約，と考えられる．あえて中枢神経障害と挙げたのは，従来は知的機能の低下には主として作業療法や教育的介入を行ってきたが，知的障害をもつ子どもたちのADL支援を行うなかで，姿勢，運動の障害に着眼してADL支援を行うことで一定の成果をあげることができたので，本書では，あえて知的機能の低下にのみ障害の特性を限局させることは避けて，中枢神経障害とした．

　また，この章では，脳性麻痺や自閉性障害を伴わない知的障害について説明をする．しかし，知的障害が重度であると発達過程で低緊張を基本とする機能的座位の発達の遅れや移動運動の障害を呈するため，加齢に伴い習慣性の拘縮，変形が認められるようになり，その様相は運動麻痺と区別がつかない場合も多い．原則的には，運動麻痺を伴わない知的障害をもつ子どもの特性に限局して述べる．

　知的障害をもつ子どもは一般的には，姿勢筋緊張が低く，抗重力活動などの基本的運動能力が低く，全般的な運動発達の遅れを示す（図19）．外界に対する自発性の乏しさから自ら動くこと

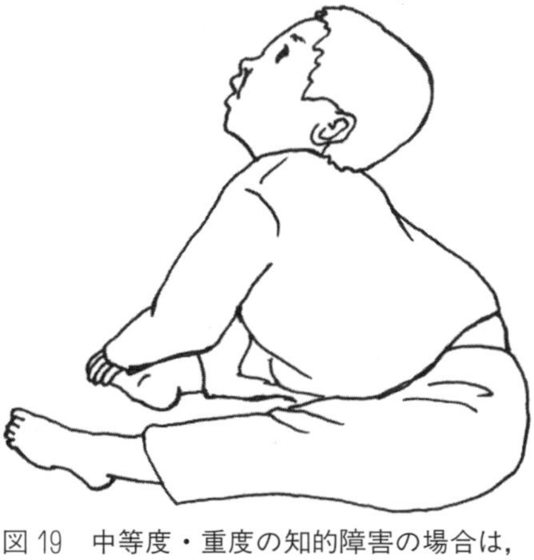

図19　中等度・重度の知的障害の場合は，座位姿勢は低緊張で，骨盤は後傾して，バランスの発達が未熟である

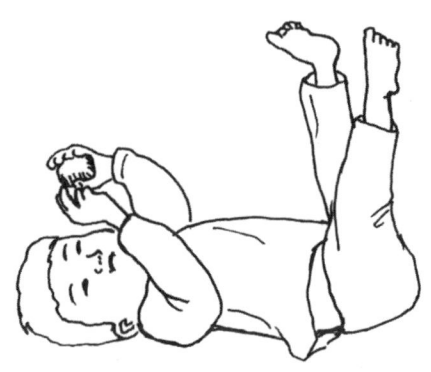

図20　知的障害児は仰臥位を好むが，抗重力屈曲活動の発達が未熟である

を嫌がり，動かされることも好まない場合が多い．障害の重さによって異なるが，他動的に動かされることへのバランス反応の発達が未熟といえる．特に姿勢を保持する機能が低い．知的障害が重度な場合は仰臥位を好み，移動の出発点ともなる腹臥位を嫌う（図20）．座位姿勢では図19のように，骨盤は後傾して，バランスの発達が未熟で外界への関心が少ないために，上肢は広い範囲でのreach活動が低下し，座位姿勢からの移動運動が発達しない．また，同時に座位での手の探索活動や操作活動の経験も未熟でかつ未経験となり，全般的な感覚運動経験の不足が発達に伴って目立ってくるようになる．また，本来の知的機能の低下は，認知機能，上肢の巧緻性，言語機能に大きく影響する．これらの活動制限や機能障害の概観は発達検査で測定し，発達指数を算出するなかで客観的に評価可能である．

1）作業遂行要素

主は感覚-知覚-認知機能の障害と考える．そのなかでも言語障害は理解，表出の面において主となり，心理機能，社会機能の障害へと大きく影響し，発達初期から全体的な発達遅滞の様相を示す．また，低緊張による運動機能障害や未熟性は基本的ADLの遂行にあたって大きく影響を及ぼすことも，本書において強調しておきたい．

2）感覚統合機能

軽度の知的障害をもつ子ども（IQ 50以上70未満）は軽い歩行障害を呈するが，基本的運動能力は発達するため，脳性麻痺をもつ子どもとは異なり，現実的な環境と人との交互作用のなかで，課題達成のための手かがりの工夫で感覚統合機能の不全を代償できる場合も多い．例えば，ぐるぐる丸は描けても閉じた丸（円）がうまく描けない子がいる．段ボールの真ん中を丸く切り抜いたものを用いて，描き始めと終了点が一致すると音を鳴らす．次に音が鳴らなくても描き始めと描き終わりを運動の感覚だけで確認できるようにする．画用紙に太い枠で円を二重に描いたものを準備して，その範囲内に円が描けるようにする（図21）．次に描き始めを赤丸でマークして，描き終わりも赤丸で終わるように指導する．以上のような視覚-運動領域での具体的な手かがりで円が描けるようになっていくことが多く，特別支援教育のなかで取り入れられてきた．しかし，中等度，重度の知的障害をもつ場合（IQ 35以上50未満，IQ 20以上35未満）は第一の積み木積みが重要であり，かつ普段の生活では自らは積み上げにくいので，発達初期からの感覚統合機能不全に対する適切な関与が必要である．例えば，触れられるだけで不快を示す場合も多く，さらにその感覚に対する応答も不明確な場合が多い．このような機能不全によって，親との接触経験が基礎になって初期の情緒的反応が分化するという発達が阻害されることも多い．また，前庭覚と固有受容覚の統合は母親にベッドから抱きかかえられる時に安心して身を委ねられるかなどの適応的な反応とも関係が深い．重度の知的障害をもつ子どもではこの重力に対する不安が強い泣き（図22）や，成人の場合は手を引いて歩く方向を誘導されるだけで，怖くてパニックになる場合もある（図23）．つまり，第一の積み木積みに大きな課題があることを理解して，生活のなかでの介助方法の工夫や環境の設定の工夫，地域に出る時の配慮などを行うようにするこ

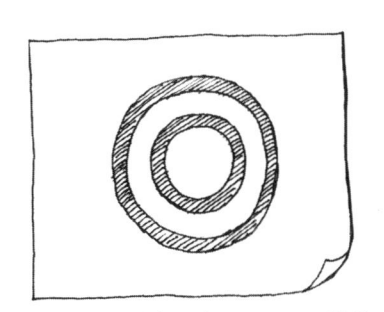

図21 太い二重丸を書いたものを準備し，その範囲内に描けるようにする

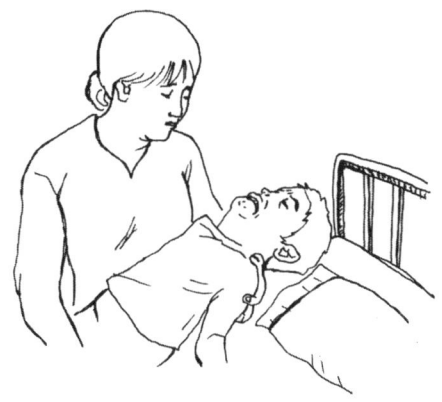

図22 養育者が抱っこする瞬間に（他動的に動かされる感覚が怖く感じて），泣き出すことが多い

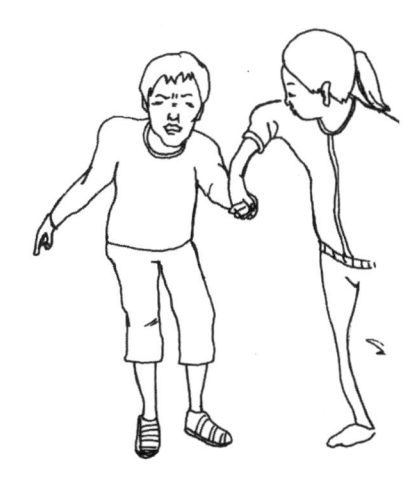

図23 重度の知的障害をもつ成人は，バランス障害があるため，手を引いて歩く方向を誘導されることが怖い．動くのが怖くて楽しく参加できない

とが必要である．日常のなかで感覚統合機能を高められるような日課を作る準備が必要である．軽度知的障害をもつ子どもとは異なり，子どもの心身機能への積極的な働きかけが必要である．

3）コミュニケーション

養育者が抱っこする瞬間にその他動的に動かされる感覚が怖く感じ，泣き出すことが続くと，育児に自信を失ってしまうことも多い．そのため前述した同期行動，共鳴動作，サイクル交換が脳性麻痺をもつ子どもとは違った要因で順調にいかない．また，乳児期後半の内言語の発達にも影響を与える．乳児期後半にようやく座っている状況で，好きなおもちゃが届く所にあったとしても，手を伸ばすことでバランスが崩れることを嫌う子どもはじっとしている（図24）．バランス障害があるがゆえに手を伸ばすことができず，身体による表示ができず泣いていることが常になる．このように非言語的コミュニケーション手がかりをつくりだせずに二次的コミュニケーション障害をつくりだす危険性が高い．子育て支援には，脳性麻痺をもつ子どもと同様に早期からの作業療法士の支援が必要である．

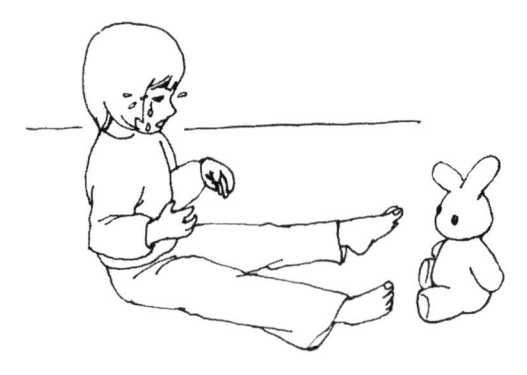

図24 好きなおもちゃが手の届く位置にあっても，手を伸ばすことでバランスが崩れるため動かず，泣いて要求する

2 基本的ADLの制限

1）二次性動因とADL

　動因[3]とはオペラント行動療法[4]（以下，応用行動分析理論）で用いられるオペラント行動（以下，目的行動）を引き起こす力，または目的行動をかりたてる力となるものをいう．動機とほぼ同義語と考えてよいと思うが，本書では知的障害をもつ子どもの育児支援，ADL支援において応用行動分析理論を主とした支援を行うので，あえて動因という．目的行動にかりたてる動因には，生得的な欲求（食欲，性欲）と学習性の欲求（友達と同じように箸でご飯を食べたい，算数の試験で満点をとりたい）がある．前者の動因を一次性動因[3]，後者の動因を二次性動因という．基本的ADLの発達においては，二次性動因[3]が重要である．ただし，最重度の知的障害をもつ子どもが食事動作を学習するためには，一次性動因があることで自立するケースが多い．また，健康な子どもの発達も知的障害をもつ子どもの発達も養育者，家族，子ども集団とADL，そして本人との交互作用のなかでこの二次性動因は育まれて，ADLを主体的に行っていくための原動力となるのである．

2）二次性動因の障害とADL制限

　母親の働きかけに対して快情動の表出が弱い知的障害をもつ子どもは，新生児期の同期行動や乳児期前半の微笑の共有，視線の共有などの発達も弱い．これらの初期のコミュニケーション手段の発達の遅れは，母親や子ども集団のなかでの二次性動因の発達を阻害する要因となる．基本的ADLはこの二次性動因の発達とともに育まれるため，二次性動因の障害が，少なからず基本的ADLの発達の阻害因子となる．では，例えば離乳食が始まると，最初は体をベビーチェアーの背もたれにもたれかけていたが，しばらくすると自ら身を乗り出してスプーンに口を近づける（図25）．「できたね．お利口ね．もう一回」という母親の快情動の態度によって何度も繰り返すようになる．スプーンを使い始めた子どもで，快情動が基本となって誉められている場面では何度も繰り返していることをよく目にすると思う．また，特に清潔（入浴，清潔）動作や更衣動作などは，二次性動因がADLという目的行動遂行にとって重要であることは理解していただける

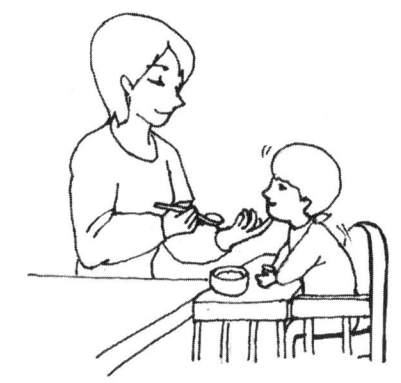

図25　離乳食が始まると，自ら身を乗り出してスプーンに口を近づける

と思う．この二次性動因を日常の子育てや ADL 支援計画（作業療法計画）のなかに目標として明確に位置づけることが大切である．

3）バランス障害と ADL 制限

　授産施設や地域の作業所で働く軽度知的障害をもつ成人が，仲間と共に作業所のバスを待っている場面に出くわすことがあるが，一人ひとりがぽつんと立っている姿が目につくことが多い．その1つの要因が，軽度の知的障害をもつ方は，他動的なバランスの変化に対しては姿勢保持能力が低い．そのため，他者との身体的接触を避けている．しかし，従来の生活施設では，全体の生活場面への参加を優先することが多いため，介助職員は良かれと思い，知的障害をもつ方の手を引っ張って参加を促すことが多いが，その介助から受ける恐怖感を理解しておくことが重要である（図23）．知的障害をもつ子どもは低緊張からくる姿勢保持能力の低下と上肢の運動範囲が大きくなるに従って座位バランス（バランス反応のなかでも支持する能力の不足）を保持する能力の低下が，基本的 ADL の発達を阻害する要因となる．

4）食事活動の制限

　食事活動は，二次性動因の障害とバランス障害の影響を受けにくいと考えられる．道具（スプーン）を用いて食べるためには，一次性動因があれば可能である．食べたいという欲求が基本となり食べるという行動，行為にかりたてられると考えられるからである．さらにバランス障害についても，食事動作の場合は，座位保持と肘関節の屈伸運動があれば可能である．ただし，なんらかの心身機能の障害の影響で食欲が低下するような場合は，食事活動の制限となる．食事に関しては集団生活のなかで本人が自ら箸を使おうと思わないのに学習させようとしても，二次性動因が育まれていない場合は子どものストレスとなり食事が楽しく行われないので，食事道具を提案するためには集団や家族のなかでの楽しい食事経験（図26）を通じて，二次性動因を育みながら箸をそばに置いておくかかわりから入り（図26），二次性動因を促せるような環境，人，食事という交互コミュニケーションを期待するべきであり，子育て支援，ADL 支援に取り入れるべきである．

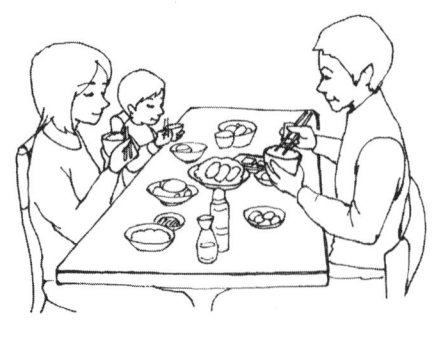

図26 集団や家族での楽しい食事経験を通じて，二次性動因を育みながら，発達段階に合った食具を提案する．

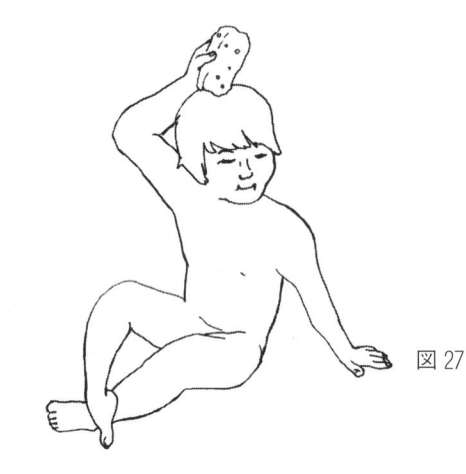

図27 軽度の知的障害をもつ子どもは，座位バランス障害もあるために，自分で背中をうまく洗うことができない

5）清潔（入浴・整容）活動の制限

　清潔活動は，正常発達において「手洗い」は3歳，うがい，鼻をかむは4歳，入浴時に背中を洗うは5歳となっている．つまり家族，子ども集団のなかでの二次性動因が育まれていく発達の過程でできるようになっていく．

　しかし，軽度知的障害をもつ子どもは自分で背中を洗おうとしてもバランス障害のためにうまく洗うことができない（図27）．軽度の場合はそのバランス障害に着目されて支援されることが少なかったので，環境や自助具の提案が専門家から十分行われていない．また，入浴動作はその工程も複雑で多くの基本動作の複合でもあるので，一つひとつの動作をつないでいく（以下，連鎖化）ことが苦手な知的障害をもつ子どもと成人にとっては，完全に自立するには困難な活動と考えられる．

6）更衣活動の制限

　清潔（入浴，整容）活動と同様に二次性動因の発達との関係が深い．入浴活動などは移動も含めて工程が多いが，移動を含まない更衣活動は一見，清潔（入浴・整容）よりも容易に行えるように思われる．しかし，更衣活動には衣服と自身の体の関係などを認知する心的回転能力（メンタルローテーション）の働きが清潔（入浴・整容）活動に比べて必要とされる．そのため，むしろ感覚-知覚-認知の発達の程度と関係が深いと考える．例えば，養育者がかぶりシャツの前に

2．知的障害をもつ子ども　61

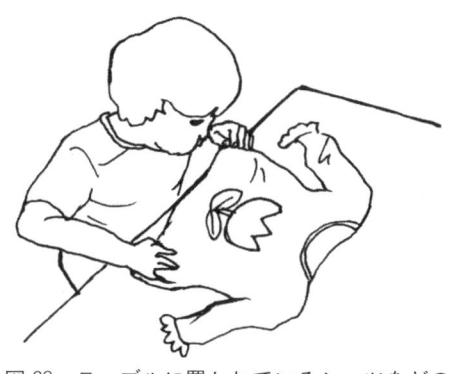

図28　テーブルに置かれているシャツをどのように握ってどう回転させれば自分の身体の前にチューリップがくるのか？　なかなか理解できない（心的回転能力）

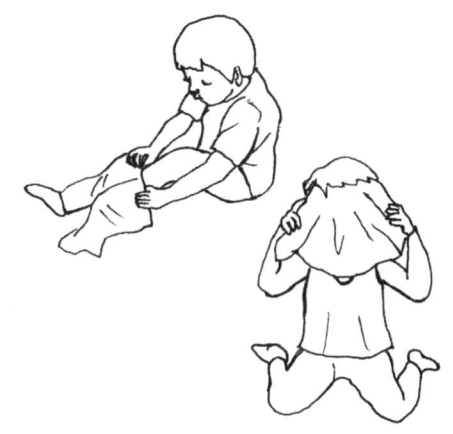

図29　視覚誘導で遂行できない動作（かぶりシャツを頭からかぶって見えない状態での操作など）

チューリップのアップリケをつけたものをテーブルの上に置いて，子どもに自分で正しく着ることを促したとする．子どもは着た時に自分の胸やお腹にチューリップがくることはイメージできたとしても，現在，テーブルに置かれているシャツをどのように握ってどう回転させることで自分の身体の前にチューリップがくるのか？　なかなか理解できないし，行為として学習するのに時間がかかるのである（図28）．次に入浴活動よりも困難な要因は，視覚誘導で遂行できない動作が多い．例えば，かぶりシャツを頭からかぶって見えない状態での操作や足をズボンに通すなどの動作である（図29）．同じ知的障害をもつ子どもであっても，触覚，運動覚からの感覚情報を取り入れるプロセスに問題がない子どものほうが，学習は早いと考えられる．

7）排泄活動の制限

　狭い空間での更衣の脱着と便座への移動と便座での座位保持，後始末（レバーを押す，お尻を拭く，またはウォッシュレットの使用）の工程からなる．工程は入浴動作と類似するが，入浴動作に比べて室内移動と姿勢変換が少ない．

　立位を保持するなかでのズボンの脱着，後始末をする時のトイレットペーパーの使い方，またはお尻を拭くときの身体の回旋などが，バランス障害をもつ知的障害児にとっては苦手である（図30）．排泄活動も入浴活動と同じく二次性動因の発達が必要であり，家族，子ども集団のなかで育まれながら，その動作の学習を促す必要がある．また，市販している道具などでトイレ備品の工夫を行うことができる．時期がくると子どもがトイレで排泄をやってみたくなるような工夫をすることが大切である．往々にして，排泄の失敗を叱ってしまうことが多く，子どもにとっては排泄は叱られること，トイレ空間は嫌いという間違った学習（誤学習）に至らないようにする．例えば，おしっこをしてしまったことを子どもが知らせた時には，まずは知らせた（ことばだけではなく，そのような信号も含めて）ことを心から誉めてあげて，快情動の交流から次の学習課題に取り組むことが重要である（図31）．

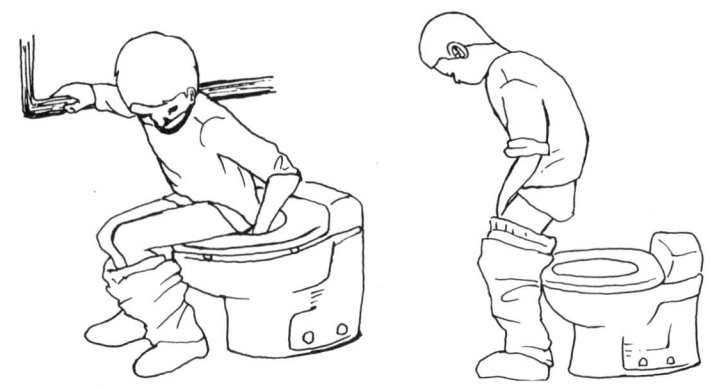

図30 立位を保持するなかでのズボンの脱着，後始末をする時のトイレットペーパーの使い方，お尻を拭く時の身体の回旋などが苦手

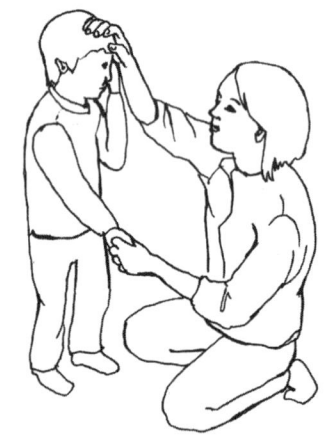

図31 心から誉めてあげる．快情動の交流から次の学習課題に取り組むことが重要

3. 重度心身障害をもつ子ども

1 身体的，精神的機能障害の特性

　重症心身障害児・者とは「身体的，精神的障害が重複し，かつ，それぞれの障害が重度である児童および満18歳以上の者」[5]とある．もう少しその概念を明確にするためによく用いられるのが大島の分類[6]である（図32）．大島の分類では，分類1～4が重症心身障害児・者と定義されおり，その周辺領域として，5～9の分類においても，①絶えず医療管理の下におくべき者，②障害の状態が進行的と思われる者，③合併症のある者，の条件のなかで一つでも該当する場合は対象としている．定義からその特性を挙げると，(1)脳性麻痺を主として重度の中枢性障害と重度の知的障害を合併している，(2)1のため特別な医療管理と療育指導（または，個別支援計画による指導）の必要がある，が挙げられる．障害そのものと特性は，脳性麻痺をもつ子どもと知的障害をもつ子どもの特性が重度であると理解し，その様相は加齢に伴って加速度的に悪化しやす

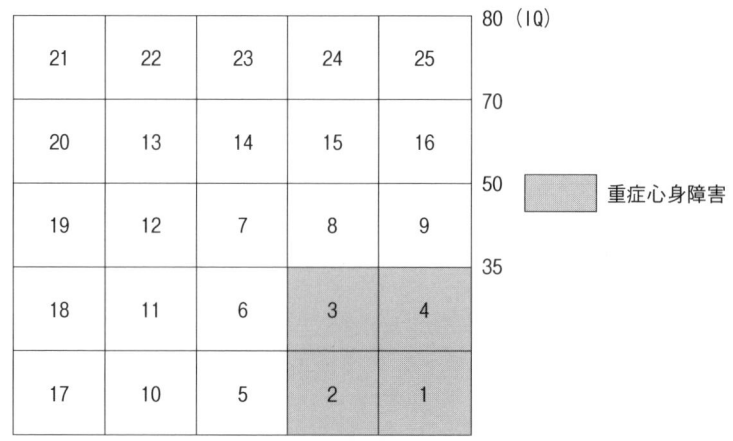

図 32 大島による障害度分類（大島良一：重症心身障害の基本的問題．公衆衛生 35：648-655，1971 より引用）

いため，早期からの医療管理とリハビリテーション（または，個別支援計画による指導），日常生活支援が重要となる．作業療法士が子育て支援や ADL 支援を行う際には，脳性麻痺をもつ子どもの特性と知的障害をもつ子どもの特性の理解を基本にして，健康状態の把握が必要である（現状で良好と思われる健康状態を把握しておき，「いつもとちがう」と気づくことができること．できれば経時的にかつ複数の眼で確認できるほうがよい．確認項目は，体温，脈拍，呼吸，血圧，顔色，意識，活動性などである）．

1）作業遂行要素

医療管理を理解したうえで運動機能と感覚-知覚-認知機能の障害ととらえる．特別な医療管理とは，(1)鼻腔経管，(2)痰の吸引，(3)酸素吸入，(4)気管切開部の管理，(5)鼻腔経管による食物，水分の注入などが主と考える[7]．また，(1)と(2)は作業療法士の ADL 支援にとってかかわりの深い管理であるので詳しくは後述する．

2）感覚統合機能

第一段階，またはそれ以前の各感覚の調節レベルの段階が主である．例えば，触覚系内の統合（防衛的機能と弁別機能としての触覚の統合）を考えた場合でも，まずは触れられた時（不快な刺激に対する反応性）の防衛的な反応も未熟な場合が多い．本人の各感覚刺激に対する身体内，外の反応性の乏しさや異常な反応性が表出されるため，第一段階以前での調整または医療的管理による各感覚調整が必要と考えられる．また同時に対象者にあった（快反応を導く）触覚，固有感覚，前庭感覚の入力方法を知り日常生活場面に無理なく取り入れることで，第一段階の積み木積みが順調に行える．しかし，その積み木積みのお手伝いは乳幼児時期が効果的で，加齢に伴い，前述した健康，医療的問題が大きくなることから，日常的な継続的かかわりは難しくなる．そのため，重症児ほど早期からの積み木積みのお手伝いが必要であることは言うまでもない．

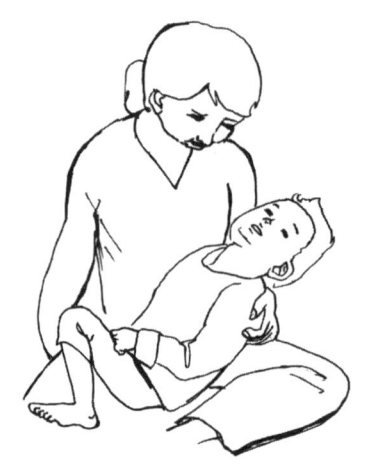

図33 母親の声かけを聞いて子どものからだは硬くなる．働きかけを認知して反応表示をしようとすればするほど，からだが硬くなる

3）コミュニケーション

　脳性麻痺をもつ子どもと知的障害をもつ子どものコミュニケーションの特性を重度に合わせもつと考える．例えば，重度脳性麻痺による運動障害が著明な子どもと母親の同期行動を考えてみる．全身に痙性麻痺が強く，頭部も一側を向いた状態である．ようやく母親は抱っこをして，一生懸命に声をかけ，からだを揺らしてあやすが，子どものからだは母親の声かけを聞いて硬くなる（図33）．子どもは働きかけを認知して身体表示をしようとすればするほど，からだが硬くなる．母親は自身の働きかけが緊張を高めたり，子どもがなにも感じていないと認知する．働きかけに同調してリズミカルな表示を示すことはなく，身体からの快情動の交流が行われない．母親は自身の働きかけの不都合さに気づき，困惑しながら不安な状態で日々の働きかけが続くことで，育児に対してもネガティブな感情が強くなる危険性がある．次に重度知的障害が著明な運動障害をもつ子どもは，全体的に反応性が乏しく，母親からの働きかけに対する快情動を伝達することが下手で，その情動交流が希薄となる．このように心身機能の障害が重度になればなるほど，子どもからの快情動の表示の術が少なくなり，母親との快情動の交流が減り，発達初期の基本的ADLを支えるコミュニケーションの基盤が弱くなる．

2　基本的ADLの障害

1）基本的ADLと関係が深い医療管理

　重度心身障害児は，重度の運動障害や知的障害以外にさまざまな合併症により基本的ADLの障害をきたしている．摂食機能の障害が重く，乳児期から哺乳障害やペースト状の食べ物を食べることさえも困難である．また，自分で上手には排痰できずに呼吸機能の障害も重篤になる場合や酸素吸入の必要性なども挙げられる．これらの医療管理は，医療機関を合わせもつ福祉施設入所施設では医師や看護師によって処理されるが，在宅で生活する場合は，その多くが母親によって実施されている．地域の学校に通学する場合，従来母親が同伴していた場合が多いが，近年は地域の学校での個別支援学級など受け入れ側の体制が大きく見直されている報告も多い．ここで

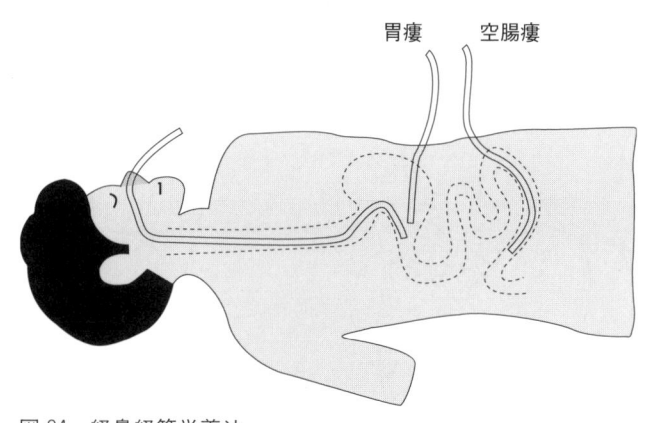

図34 経鼻経管栄養法
(山田美智子：医療的ケア．江草安彦（監）：重症心身障害通園マニュアル 第2版．医歯薬出版，p150，2004より引用改変)

は，基本的ADLのなかの食事動作の制限に関係する鼻腔経管と吸引について簡単にふれる．

(1) 鼻腔経管（経鼻経管栄養）

経管栄養が必要になる場合[8]は，きざみ食やペースト食は食べることができるが水分はむせて飲めない場合や，ペースト食であってもむせて上手に食べることができない場合である．

鼻腔経管以外には，口腔ネラトン法，胃瘻からの経管栄養，十二指腸チューブからの経管栄養，腸瘻からの経管栄養などが挙げられる．

鼻腔経管（経鼻経管栄養）はカテーテルを鼻腔から胃まで挿入し，留置してテープでとめる（図34）．チューブは1週間程度で交換する．間違って気管に入ったり，入りにくいこともある．簡便でいつでもどこでもできるが，咳や嘔吐によって簡単にチューブが抜けて誤嚥することがある．緑膿菌やMRSAが常在化しやすい．また，胃食道逆流現象の合併が起こる．

(2) 吸引

吸引[8]とは，吸引器を用いて口腔，鼻腔，気管内にチューブを入れて，分泌物（唾液，痰，鼻汁など），吐物を吸い取ることである．重症心身障害をもつ子どもの場合は母親が管理をして外出や通学する場合があるため，作業療法士は座位保持装置，車いすを作製する場合に吸引器を携帯しやすい工夫を行う場合がある．呼吸障害や嚥下障害があって唾液や痰をうまく飲み込めない場合や出せない場合に吸引を行う．口腔内吸引は口腔内の分泌物や貯留物，鼻腔内からは鼻腔や気道内分泌物を吸引し，気道を確保するために行う．

2) 基本的ADLと関係が深い姿勢指導

重症心身障害をもつ子どもや成人の姿勢や運動の発達は，異常な姿勢パターンや基本的姿勢筋緊張の異常によって阻害され，多くの場合は二次的な姿勢運動障害を引き起こす．そのため，基本的ADLにおいては，彼らが動きやすい姿勢や，動かされやすい姿勢，摂食においては食べやすい，または嚥下しやすい姿勢を工夫することが基本的ADLを考えるうえで重要である．

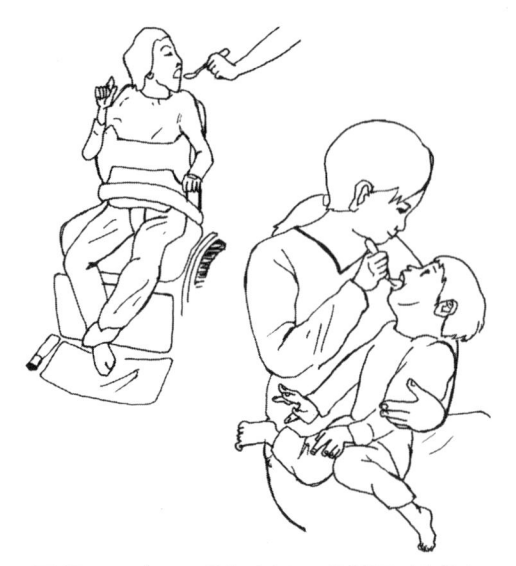

図35 スプーンが近づくと，筋緊張が亢進したり，変動する

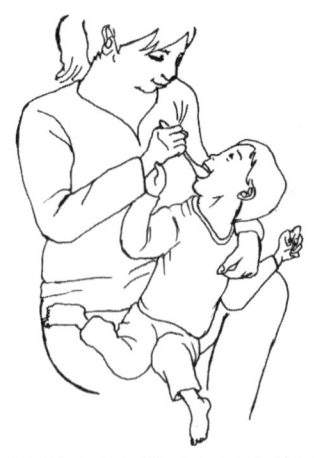

図36 食環境に対して，過敏な反応性が姿勢や運動により表示（筋緊張の亢進，変動）される．さらに口腔機能にも影響を与える

3）摂食機能の障害

食事活動の制限に関しては，大島の分類で主に1と4のレベルが重度の摂食障害をもつことが多い．

寝たきりのレベルでかつ head control の障害がある場合に口腔機能障害が重度となる．その特性は脳性麻痺をもつ子どもと同様で，姿勢筋緊張，口腔内の原始反射の影響，口腔感覚と口腔顔面領域の感覚-運動経験の未熟と異常が主である．

また，頭部の随意性の低さと環境に対して（例えばスプーンが近づいてくる）筋緊張の亢進や変動が全身に影響し，運動性の欠如が重篤となる（図35）．この全身性の反応は口腔反射（特に，咬反射）を誘発し，正常な口腔内運動を妨げる結果となる．特に嚥下障害が重篤となり，誤嚥が摂食上の大きな問題となる．さらに，このような異常な口腔運動によって口腔顔面と後頸部の筋緊張は亢進し，全身の姿勢に影響を与える結果となる．そのため，口腔機能との関連から座位姿勢や誤嚥しにくい臥位姿勢を提案することは重要な支援となる．また，同時に食環境（食器の音，人の声，スプーンが近づく感覚，好きな食べ物や嫌いな食べ物の匂い）に対する反応が過敏であることが姿勢や口腔機能（図36）に影響を与えることも，臨床場面では重要な要因である．また触感覚の過敏性や鈍麻から口腔機能や姿勢機能のコントロールに欠けることもある．逆に鈍麻の場合は，運動性が促されにくくなるので，感覚器官の反応性の評価は，口腔評価と姿勢評価と同等に重要である．

4）清潔（入浴・整容）活動の介助に応えようとする時に生じる制限

清潔（入浴・整容）や更衣動作を考える場合は，四肢の自動運動が乏しいために，養育者や介助者からの立場から介助のしやすさを中心にその制限や支援のための技術が述べられてきた．こ

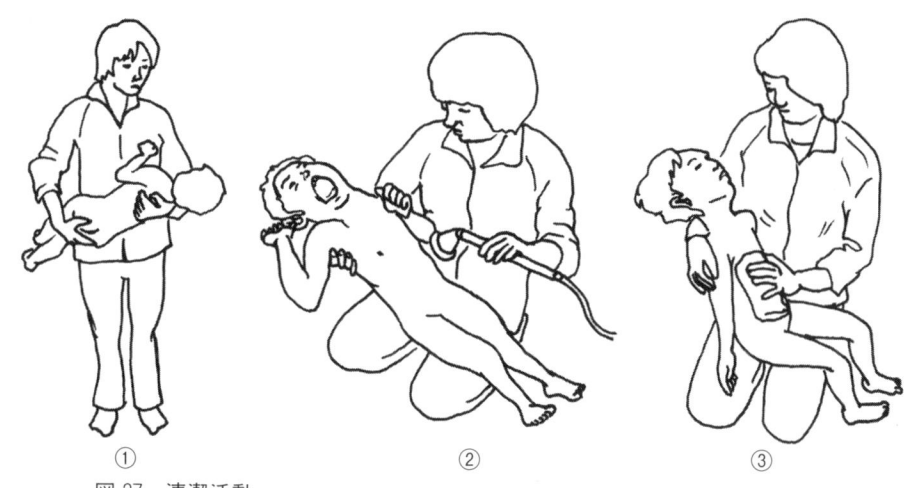

図37 清潔活動
①抱っこして入浴する，②シャワーやかけ湯をする時の仕方，
③抱っこをしながら母親の右手で子どもの頭部を保持して洗う場合

の章では主体を重度心身障害をもつ子どもと成人において述べることにする．姿勢-運動障害と感覚異常が清潔活動（図37）の制限に影響を与えるものと考える．例えば，重度心身障害をもつ子どもを抱っこして入浴する場合を考えてみる．抱っこに対する姿勢の調整，抱きかかえられての移動（歩く，立位から座位，浴室への出入り，洗体）などのどの工程での介助を想像しても，姿勢障害と感覚障害をもつ子どもにとっては非常に恐ろしい感覚として経験する場合が多いことである．まずは子どもの緊張した姿勢を母親が調整できない場合は，さらに怖い感覚として子どもが体験することになる．次にシャワーやかけ湯をする時の仕方やお湯の温度によっては子どもの姿勢障害と感覚障害を助長することなる．子どもにとっての介助は，自身が環境とかかわるための手がかりとなるため，その介助方法によってはさらに制限が大きくなったり，最小限にとどめられるなど，適応的な機能の表出も異なってくる．また，洗体時にからだをどのように動かすかなどによっても，姿勢障害や感覚障害による制限が異なるのである．例えば，抱っこをしながら母親の右手で子どもの右上腕を外転させて脇の下を洗う場合を考えてみよう．この時，母親の右前腕で子どもの頭部を保持しているが，どんなに上手に行っても，右手を子どもの脇に移動させる時には，子どもにとってはヘッドレストの役割になっている道具が動くことになるので，頭部の位置に一瞬ではあるが変化を生じる．この時にびっくりして全身が屈曲や伸展するなどの反応が生じる．しかし，いつも母親が介助していると，そのタイミングを子どもも学習して，母親の抱っこ（道具）になれるのである．しかし，父親がその方法を習って行っても，子どもにとっては微妙に道具が異なるため，頭部の変化に対応できず泣いてしまい，全身の筋緊張の亢進につながっていくことはよく経験する．

5）更衣活動の介助に応えようとする時に生じる制限

更衣動作時の介助者は良い椅子となりながら（図38），子どものからだを他動的に動かすことや子どもが衣類という環境を認知しやすいように手助けすることが必要である．例えば，仰臥位

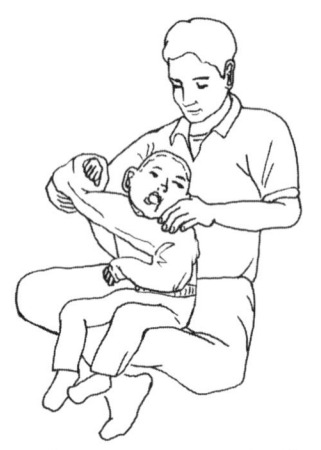

図38 介助者は子どもにとって良い椅子になる．介助者の腹部が背もたれ，大腿部の間がおしりを包みこむようなシートになる

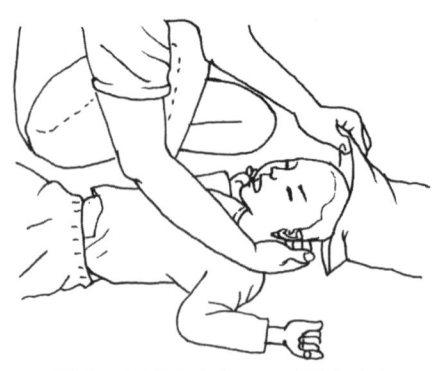

図39 頭部を支えて，前屈させる

でかぶりシャツを介助する場合（図39）には，頭部にシャツを入れる時に子どもの頭部の位置に変化が起きるが，体幹は動かされないので入浴時に比べて安定している．また，視野がさえぎられるので心理的に不安となり，泣き出すこともある．触覚過敏な子どもにとっては，衣類の素材によって不快な感覚を感じて全身の緊張を亢進させる結果となる．成人の場合は同じく仰臥位でかぶりシャツの袖を腕に通すように介助する場合は，介助者の片手で腕の急激な屈伸などを行うと，対象者は不快な感覚を感じる結果となる．強直型タイプの成人の方は表情の変化に乏しくなり，不快な感覚も運動で表現できない場合もあるため，対象者の介助に対する快・不快の表出方法を見逃してしまい，対象者からの協力を得ることができない結果となるので注意が必要である（図40）．

6）排泄活動の介助に応えようとする時に生じる制限

　重度心身障害をもつ子どもや成人は運動機能の障害が重篤なために，排泄活動の遂行は困難である．また，尿意を感じたとしてもそれを伝える手段に乏しい．そのため多くの対象者は，介助者が時間を決めて本人に問いかけることで，頭部の動きや上肢の動き，表情の変化，瞬きなどによってYes，Noで自分の意思を伝える．また，便器での自力便を促す場合などは，排便時の腹圧が弱く時間がかかるため，前もたれ姿勢による介助で排便を促すことも必要と考えられる（図41）．オムツを利用している場合も多く，筆者が作業療法士として働き始めた頃は，介助者の視点からオムツ交換が楽に行えるように股関節の内転筋切除手術が行われることも多かった．しかし，仰臥位で突然，誰に介助されているかわからないような状況では，子どもの全身の筋緊張が亢進して股が開きにくくなることは考えられる．また，介助を非常に恥ずかしく感じて緊張する場合も多いと考えられる．知的障害が重くて性別の認知ができないとしても，毎日かかわる介助者を評価し，自分に心地よい介助をしてくれるスタッフとそうでないスタッフは明確に区別はしている．介助者の触れる，動かす，声かけ，匂いなどから快・不快を判断し，それを身体で

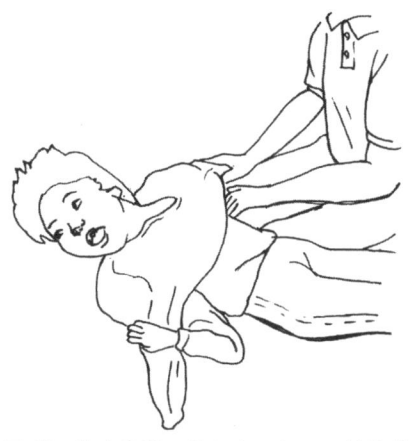

図40 腕を急激に動かすことで，対象者が不快を表示することがある

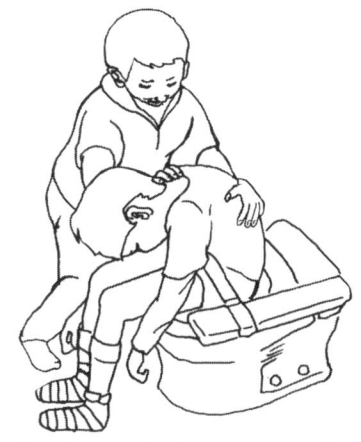

図41 前もたれ姿勢による介助で排便を促すことも必要

表現する時に，筋緊張が亢進して股関節の外転に制限が生じるのである．

また，排泄機能障害も合併している場合が多い．その代表的なものに尿失禁と便秘がある．

(1) 尿失禁

排尿のコントロールは，神経機構の成熟，膀胱容量の増大，知的発達と深く関係している[7]．

排泄後の処置をしないままでいると，不快を感じれない場合，尿意を感じるとどこででも排尿してしまうことがある．しかし尿失禁として問題となるのは，腰椎腫瘍や脳内亢進を伴わない水頭症の発現などの器質的原因によって尿失禁（医学的検査が必要）や欲求不満やストレスに対する心因反応が原因で尿失禁する場合がある．

(2) 便秘

便秘の原因[7]としては，摂取する飲食物の量が少ない，抗てんかん剤，筋弛緩剤などによる胃腸管の蠕動運動の抑制，立位運動などによってもたらされる重力や腹圧による腸管内部での便の移動が少ない，排泄時の腹圧が弱いなどの問題から便秘になりやすい．宿便が続くと直腸は肥大化し，その部位の蠕動運動が抑制されるようになり，いっそう便秘が助長されることになる．

4. 骨・関節疾患をもつ子ども（先天性多発性関節硬化症）

1 身体的，精神的機能障害

先天性多発性関節硬化症は，身体の異なる部位の複数の関節拘縮を特徴とする症候群である．(1)出生時に，少なくとも2つ以上の解剖学的に異なる部位に関節拘縮がある．(2)進行性神経疾患がない．(3)関節に紡錘状にみえる筋萎縮がある，とFisherらは定義している[8]．これらの定義か

らその特性を挙げると，①関節拘縮による関節可動域制限，②関節可動域制限による筋力低下である．

関節の拘縮は伸展，屈曲位いずれの場合もあり，四肢すべてにあることが多い．通常は対称的で，末梢の関節ほど多い．関節の可動域制限は自動的にも他動的にもあり，硬く柔軟性に乏しい．限られた範囲での運動は円滑で痛みはない．上肢は主に肩内転，肘伸展，手関節屈曲，尺屈，母指内転，手指IP関節屈曲の拘縮が多い．基本的ADLは，関節制限を補うために自助具を使用して，学齢期までには自立するケースが多い．その他，手段的ADLや地域ADLにおいては一時期制限や制約はみられるものの，中枢性の障害がない限り，子ども自身の工夫に母親や援助者が知恵を提供し，自助具や環境改善で自立するケースが多い[8]．

1）作業遂行要素

運動機能の障害と考える．そのなかでも関節可動域制限を主とする粗大運動と巧緻運動の制限が中心である．

2）感覚統合機能

感覚統合機能不全はないが，子ども集団への参加制約から日常的な感覚統合を促す活動への参加が制限される（保育園での遊びなど）ため，経験不足からくる不器用さが一時的に生じる可能性はある．例えば，ブランコの両綱を把持できないことから，乗ることを拒んだり，怖がったりすることはあるが，乗り方の工夫や遊具を使用するための自助具を提案することですぐに慣れて，自らが遊びにチャレンジすることができる．

3）コミュニケーション

身体的，精神的機能障害を基礎としたコミュニケーションの障害，制限，制約はないが，出生時よりその障害が明確であるため，母親がわが子の障害を受容するプロセスで生じる心の動きが日々の育児に反映されることは免れない．しかし，子ども自身の表出が乳児期初期の同期行動，共鳴動作，サイクル交換や乳児期後半のコミュニケーションも順調に発達し，その中で快情動の交流がいとなまれて母親の障害受容にもプラスの要素となっていく．

2 基本的ADLの制限

関節の変形・拘縮および筋萎縮が著しい場合であっても，知的には問題がなく運動の協調がよいため，学童期には基本的ADLの制限が克服される場合が多い．

1）食事活動の制限

肘関節の屈曲制限がすくう，口まで運ぶなどの動作を行いにくくしている．また，手の握り母指変形とⅡ～Ⅴ指のPIP関節屈曲拘縮と尺屈偏位が，スプーンや箸の使用の学習を制限する．

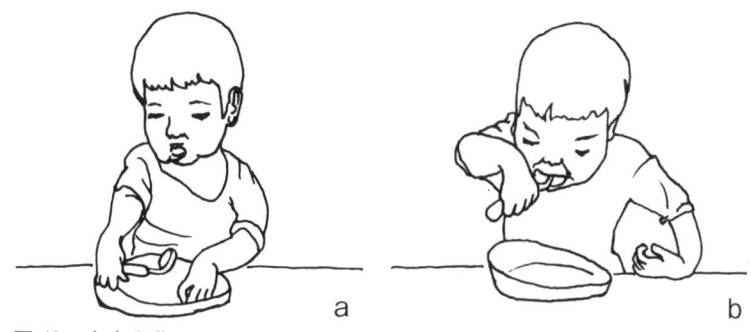

図42 食事動作
　a, b：改良スプーンにて肘関節の屈曲制限と手関節背屈制限を補い，すくう，口まで運ぶ動作が可能となる
（亀下喜久男：先天性多発性拘縮症．岩谷　力，土肥信之（編）：小児リハビリテーションⅡ．医歯薬出版，p 243, 1991 より改変引用）

しかし，口腔機能の障害はないため，「食べる」ことに対する子育てには問題は生じないと考える（図42）．

2）更衣活動の制限

　早期から保存療法として下肢に対して（股関節は外転・外旋・屈曲変形，膝関節は屈曲拘縮と過伸展拘縮，足部は内反尖足・外反凸足）装具療法が用いられるため，装具の脱着との関係で子ども自身に特にパンツやズボンの脱着の行いにくさが生じる．養育者の介助が必要な期間が長引くことが考えられる．また，下肢のボディイメージの発達の遅れもある時期に生じる可能性もあるため，日々の更衣の介助を通して子ども自身が足と衣服の関係を理解しながら，介助に応えやすい場面をつくっていくことが大切である．

3）清潔（入浴・整容）活動の制限

　家庭のなかでは，浴室までの移動などは，いざることは可能で正常発達に等しく，自立が可能と考えられる．洗体や整容の歯を磨く，顔を洗う動作は，肘関節の屈曲制限によって，幼児期には代償動作を学習するまでは養育者の介助が長引くが，体幹や頭部での代償，簡単な自助具の提案によって自立する．しかし，幼児期や学童前期の保育園や学校生活などの子ども集団のなかでは，環境の準備状態によっては家庭での能力が発揮できないことがあるので，集団への参加を高める意味でも専門職による個別的 ADL 支援が必要である．

4）排泄活動の制限

　便座への移乗が介助なしで行えるには，独歩や装具を用いての歩行時期と関係する．さらに，家庭外のトイレへの移動や個室空間での便座への移乗などは環境側の準備によっても制限，制約が異なる場合がある．また排泄，排便後の後始末に関しては学習当初は制限として現れることが多いが，体幹，腰の動きの代償動作にて制限や制約は解決される．しかし，排泄は動作的にはわずかな制約であっても，子どもの心の発達にはその制約が自尊心を傷つける結果にもなりえるこ

とを知っておくことは必要である．

5．二分脊椎症をもつ子ども

1 身体的，精神的機能障害

　二分脊椎（spina bifida）は，椎弓の癒合不全を総称し，脊椎管背側を形成する椎弓や棘突起が先天的に欠損している病態で手術が可能な中枢神経疾患の1つである[9]．しかし，胎内で発症した中枢神経の形態ならびに機能面での異常は手術によっても治療させることは困難で，二分脊椎症児にみられる身体の機能低下は生後さまざまな程度に持続する．また，水頭症，キアリ変形，水髄症・脊髄空洞症などの中枢神経疾患を合併する．これらの定義からその特性を挙げると，①麻痺のレベル（Th～S3）に特有な筋力低下と下肢変形．また，上肢の麻痺はまれであるが水頭症などの影響から末梢の筋力低下，上肢機能の未熟さを伴うことがある，②障害レベルに応じた触覚，痛覚の麻痺や鈍麻がみられる，③膀胱直腸障害，④変形拘縮（出生時からの内反足，脊椎後弓など），⑤中枢性障害にみられる知覚-運動障害などである．基本的には麻痺のレベルによって，主の下肢の自動運動の範囲が規定される．同時に基本的ADLの子育て支援，ADL支援においては中枢性障害の影響を受けているか否かの評価は重要となる．また，膀胱直腸障害における排泄，排便コントロールとセルフケアへの支援も重要となる．

1）作業遂行要素
　下肢の運動機能障害が主となる．しかし，基本的ADLの支援を考えるうえでは感覚-知覚-認知機能と膀胱直腸障害に伴う発達途上における心理，社会機能の二次的障害を考えることが重要である．

2）感覚統合機能
　中枢神経疾患が合併していない場合でも，知覚-運動障害が認められるという報告[10]もあるため，少なからず感覚統合機能不全は予測して評価することは必要である．第一段階の積み木積みを援助するためには早期からの理学療法が重要である．その機能の回復をベースに第二段階の積み木を積む経験を環境に準備する必要性がある．つまり，下肢機能障害により姿勢反応や移動手段の発達が遅れることで，身体を使った遊びや子ども集団から経験する感覚・運動経験の制限が生じないようにして第三，第四の積み木が積みやすいように支援することが大切である．

3）コミュニケーション
　生まれた直後にその障害は明確となるため，中枢神経症状が合併していない場合は，子どもの

障害の程度よりは、養育者の障害の受容が子どもとのコミュニケーションに影響を与える。その機能回復のプロセスや予後が明確であるため、子どもの全般的発達に伴って養育者と子どもの交互コミュニケーションは良好となる。しかし、水頭症が合併している場合は、一般に理解言語が遅れる傾向となる。例えば、新生児初期においては、出生直後の手術や病院生活が長引くことは養育者の早期からの育児への参加の機会を制約し、子どもとの同期行動、共鳴動作、サイクル交換のチャンスを少なくする。また、同期行動の反応において、下肢の動きなどの乏しさは、養育者に未来への不安を抱かせることにもなる。

2 基本的ADLの制限

乳児初期からの移動運動の制限は、子どもの基本的ADLが制限されたり、養育者の働きかけに対して応えるというコミュニケーションの制約が生じることが多い。また、それらの制限や制約に伴い、中枢神経疾患の合併が認められる場合は、知覚-運動機能の障害が重篤になる。しかし、中枢性障害が認められない場合でも、上肢機能の巧緻性の発達が遅れることが多く、清潔動作、更衣動作、排泄動作の学習を遅延させてしまう原因となることがある。

1）清潔（入浴・整容）活動

浴室までの移動は四つ這いができない場合でも、いざることで可能な場合が多い。座位で洗体することは問題ない場合が多い。しかし、体幹筋が弱い場合は背中を洗う時に過度に前屈させたり片手で支えたりすることがあるので、背中を洗いやすいような自助具があればよいこともある。また、浴槽に入る時に下肢の運動レベルが影響し、杖歩行や装具歩行ができれば、浴室の簡単な工夫で浴槽に入ることは可能である。しかし、日常生活が車いすレベルの場合は浴室の改造が必要と考える。導尿指導を行う時期の前からは、手洗いの習慣はつけておくほうがよい。また、洗面台の高さなどの簡単な工夫を早いうちに行うことで、手洗い習慣がつきやすいようにしてあげることが大切である。

2）更衣活動の制限

乳児期のオムツ交換の時は弛緩していることが多いが、養育者からの声かけやお尻に触れられる感覚で自発運動を誘発することも可能である。養育者はオムツ交換時に股が開かないわけではないので、声かけや触感覚を通してかかわることを忘れがちになる。次に座位がとれるようになると、上着の脱着は自立するがズボンやパンツに関しては遅れ、座位から臥位をとり臀部まで引き上げ、さらに座位になって大腿部から脱ぐことを覚えるのは、知的な発達や中枢性障害の合併の有無とも関係する。おおよそ、知的障害が重度でない限りは、移動手段が車いすレベルであっても自立する。

3）排泄活動の制限と制約

　膀胱直腸障害により就学前期くらいから自己導尿を学習する．それより前は養育者が導尿をすることが多く，導尿の場所や尿量のチェックなど必要最低限度の管理が必要である．そのため，排泄できる場，環境が限られることが多い．また，自己導尿できる時期になると感染予防のために子どもに清潔観念が育っていなくてはならない．そのため，知的発達が順調であることが導尿管理には必要不可欠である．また，排便に関しては，便秘，失禁などが生じ，集団生活を行い始めた子どもにとっては心理的ストレスになり，登園・登校を拒否することもあり，参加の制約に大きく影響すると考えられる．また，参加する環境によっては導尿できるスペースがないところも多い．養育者が導尿している幼児の場合は，保育園や幼稚園に養育者同伴が義務づけられている場合も多く，養育者と子どもの精神的分離が遅くなることもある．このように二分脊椎児の排泄動作は動作の遂行上の制限ではなく，排泄にあたってのプライベート空間と人的支援が子どもの生活に十分準備されているか否かで参加制約の大きさは異なるものと考える．

6．分娩麻痺をもつ子ども

1 身体的，精神的機能障害

　分娩麻痺は骨盤位分娩や巨大児で肩甲部の娩出が遅れる肩甲難産児や産道を通過する際の障害であり，分娩時の外力による腕神経叢麻痺を分娩麻痺と定義している[11]．その障害の特性は，①神経の損傷レベルによる麻痺と筋力低下，②知覚障害．麻痺は上肢にあり，一側性のことが多い．麻痺のレベルによって上位型（C5，6，7の麻痺），下位型（C8，Th1の麻痺），全型（C5〜Th1の麻痺・完全麻痺は少ない）と分類される．上位型は，肩関節の屈曲，外転，肘関節の回外が制限され，porter's tip position（図43）をとる．下位型は，前腕以下の手，指の運動制限と知覚障害．全型は，上位型と下位型が組み合わさった運動制限と知覚障害が認められる（図44）．しかし，両側の分娩麻痺以外は，日常生活や集団生活，学業に関しては健側上肢との両手動作を子どもなりに学習することが多く，リハビリテーションの予後は良好である．

1）作業遂行要素

　主は運動機能の障害と考える．しかし乳児期において，患側上肢の抗重力経験の不足や両手活動の未経験から保育園，幼稚園に通い始める時期に経験不足による感覚-知覚-認知の機能障害に類似することが日常生活に認められることもある．また，早期から集団生活に参加する場合が多いため，社会，心理的側面の二次的な制約が生じることもある．

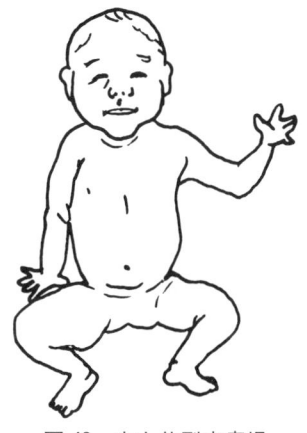

図 43　右上位型麻痺児　　　　　　　　　図 44　右全型麻痺児

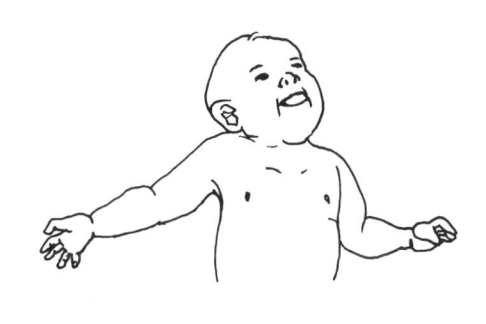

2）感覚統合機能

原則的には問題はない．しかし，下位型を呈する分娩麻痺で乳児期の患側上肢での感覚-運動経験が不足している場合は，第二と第三の積み木を積む場合に時間がかかることもある．

3）コミュニケーション

生まれた直後にその障害は明確になるため，養育者の障害受容のプロセスでは子どもに対する働きかけが少なくなることも考えられる．新生児期からの子どもの反応が活発であるために，初期のコミュニケーション交互作用から後の発達に至るまで問題を生じることはない．

2　基本的 ADL の制限

生後2週目くらいから作業療法が実施される場合が多く，早期からの ROMex. を中心として，感覚-運動経験を促すアプローチにより，上位型の場合は ADL 制限が生じにくい．また，下位型においては両手を使用することは遅れ，更衣動作，整容動作，排泄動作ともスピードは遅いものの家庭や集団参加するうえでの制約には至らない．両手を使用したほうが上手にできることを十分教えてあげながら支援することが重要である．動作によっては片手動作のほうが効率よく行える場合もあるので，子どもや子どもが参加する集団での生活の流れを理解して ADL 支援をすることが重要である．両側障害に関しては，発達や参加する集団に応じて，上位型や下位型以上に継続的に作業療法計画に位置づけることが必要である．集団生活上で機能障害のために他児に比べて，活動の遂行が遅くなることによる心理，社会的制約に対して援助者は敏感でなくてはならない．

1）更衣活動の制限

上位型においては，新生児時の更衣動作のなかで肩関節を動かしてあげる時には，上腕を長軸方向に引っ張ると脱臼の可能性があるので注意を要する．また，かぶりシャツを着る，ズボンを

はくなどの両手活動の時にとっさに片手動作となることが多いので，励ましながら，患側上肢の使用を促す身体誘導と声かけが必要である．下位型においては，把持機能に問題が生じるため上位型よりも健側上肢のみで遂行することが多くなるため，どうしても衣類の種類によっては活動の遂行に時間がかかる．

2）清潔（入浴・整容）活動

主に下位型において，手を洗う時の患側手指の洗いや入浴時の健側上肢を患側上肢で洗体することは難しい時期があるが，健側手で患側手指を広げてから洗うことや洗体用スポンジを患側手掌に健側上肢で握らせることを教えてあげることで，その機能障害による制限は解決される場合が多い．

3）排泄活動

下着の脱着に時間を要するが，排泄後の後始末などは片手で可能である．

7．自閉性障害をもつ子ども

1 身体的，精神的機能障害

自閉性障害[12]とは，DSM-IV（表1）の自閉性障害の(1)対人的相互交渉の項目から2項目以上，(2)コミュニケーションの項目から1項目以上，(3)反復的で常同的な様式の行動の項目から1項目以上，合計6項目以上を有する場合を自閉性障害という．また，この基準を満たさない場合であっても，2，3の特定の領域にわたって能力低下がある場合を広汎性発達障害としている．Rutter以降，言語・認知機能の障害が根底にあり，対人関係や情緒の歪みはその結果として考えられるようになった．これらDSM-IV診断基準[13]の能力障害の基礎となる機能障害としては，①感覚・知覚における機能障害，②言語・認知における機能障害，③身体運動機能障害，④感情障害などが挙げられる．感覚−知覚における機能障害は，視覚，聴覚刺激に対する反応の異常性や体性感覚（触覚，固有受容覚），前庭覚などの皮質下に中枢をもつ感覚系の異常が指摘されている．その異常性は敏感−過剰な反応，鈍感−反応性が乏しいなどの両方向に偏る特徴がみられる．言語・認知における機能障害は，知覚されているものから，共通する特性や違いを比較していくという抽象能力の低下を指摘されており，内言語の発達の遅れと偏りに影響を与えていることになる．身体運動機能障害は，ゆっくりした動作や中間位の姿勢を保持することは苦手であり（図45），両手の協調が必要な道具を効率的に操作したり，自転車や水泳など四肢の協調や運動企画能力を要する遊びや課題などが苦手である[14]．感情の障害については，快・不快ともに感情表現の乏しさが指摘され，加齢に伴ってある程度の感情の分化はみられるが，感情の種類は，年

表1　DSM-IVの自閉性障害（Autistic Disorder）の診断基準

A. (1), (2), (3) から合計6つ（またはそれ以上），うち少なくとも，(2)と(3)から1つずつの項目を含む．
　(1) 対人的相互反応の質的障害で，以下の少なくとも2つによって明らかになる：
　　(a) 目と目で見つめ合う，顔の表情，体の姿勢，身振りなど，対人的相互反応を調節する多彩な非言語性行動の著明な障害
　　(b) 発達水準に相応した仲間関係をつくることの失敗
　　(c) 楽しみ，興味，成し遂げたものを他人と共有すること（例：興味のあるものを見せる，持ってくる，指さす）を自発的に求めることの欠如
　　(d) 対人的または情緒的相互性の欠如
　(2) 以下のうち少なくとも1つによって示されるコミュニケーションの質的障害：
　　(a) 話し言葉の発達の遅れ，または完全な欠如（身振りや物まねのような代わりの意思伝達の仕方により補おうという努力を伴わない）
　　(b) 十分会話のある者では，他人と会話を開始し継続する能力の著明な障害
　　(c) 常同的で反復的な言語の使用または独特な言語
　　(d) 発達水準に相応した，変化に富んだ自発的なごっこ遊びや社会性のある物まね遊びの欠如
　(3) 行動，興味および活動が限定され，反復的で常同的な様式の行動で，以下の少なくとも1つによって明らかになる：
　　(a) 強度または対象において異常なほど，常同的で限定された型の，1つまたはいくつかの興味だけに熱中すること
　　(b) 特定の，機能的でない習慣や儀式にかたくなにこだわるのが明らかである
　　(c) 常同的で反復的な衒奇的運動（例えば，手や指をばたばたさせたりねじ曲げる，または複雑な全身の動き）
　　(d) 物体の一部に持続的に熱中する
B. 3歳以前に始まる，以下の領域の少なくとも1つにおける機能の遅れまたは異常：
　(1) 対人的相互作用
　(2) 対人的意思伝達に用いられる言語
　(3) 象徴的または創造的遊び
C. この障害はレット障害または小児期崩壊性障害ではうまく説明されない

（中山　修：自閉性障害．日本作業療法士協会（監）：作業治療学3　発達障害［改訂第2版］．協同医書出版社，p193，1999より引用）

齢に比して著しく制限される．

1）作業遂行要素

　感覚-知覚-認知機能の障害が基礎となり，心理，社会機能の障害へと影響を与えると考える．

2）感覚統合機能とコミュニケーション

　自閉性障害にみられる感覚刺激に対する反応の異常，覚醒状態の異常，運動企画や協調性などの低下は，皮質レベルでの機能だけでなく，皮質下レベルの機能が大きく関与していると考えられるため，感覚統合能力の発達から障害を理解することはADL支援，子育て支援を実践するなかで重要である．コミュニケーションの発達に重要な抽象化の困難さや認知の歪みは，皮質下機能不全に伴う皮質機能の低下に由来するものであったり，皮質下機能の低下を皮質機能が代償することによって生じてくると考えられる．感覚機能不全として仮説を立てて，その機能障害と能力障害のありようを評価していくことは，ADL支援や子育て支援において大切である．特に第

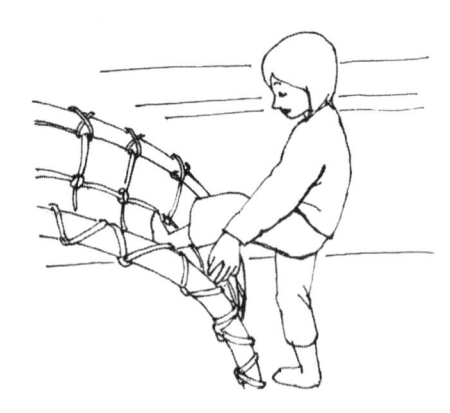

図45 ゆっくりした動作や中間位の姿勢を保持することは苦手である

一と第二の積み木積みを支援するなかで，DSM-IVに示された能力の低下のありようが変化していくことを捉えると同時に，基本的ADLの遂行能力の変化や改善に期待することが大切である．

2 基本的ADLの制限

岩崎[14]は，自閉性障害のADLについて，その問題の本質が，①巧緻性，協調性，運動企画などの機能不全，②動作の未学習，③動作学習を阻むなんらかの原因がある，などの3点から問題を明らかにすることが必要であると述べている．知的機能の低下が重度な場合には，①と②の問題に対しての基本的ADLの支援が必要となる．しかし，知的機能の低下というよりも認知機能の偏りから導かれるものへのこだわりや不安が①②③を阻む原因となることが多い．このものへのこだわりや不安がとれると知的障害が重度でない場合は，基本的ADLのある動作や活動が，突然できるようになることが多い．年齢を重ねるに従って，ものへのこだわりが他の事象に変化したり，感覚の過敏性が改善されるなかでいつのまにかできるようになっているということも多い．食事に関しては知的障害が重度であり，認知機能の偏りがみられ偏食や異食が認められても，食事動作を学習するケースは多い．

これは知的障害をもつ子どもの特性と同じで目的動作を構成する単位動作が少ないため，動作自体の学習は行いやすいと考える．そのため，青年期までの自立の確率が他の基本的ADLに比べて高いと考える．毎日繰り返される基本的ADLは，拒否やパニックというカタチで表現されることが多く，養育者の心配ごとやストレスを導くことになる．自閉性障害をもつ子どもへの子育て支援，ADL支援は，①彼らの認知機能や感情表示や理解の偏りを専門家から早期にアドバイスをもらい，彼らのこだわりやパニックを先行事象との関係で理解し，彼らの感情を相手の身になって共に感じるといった，認知的共感を深めていくようなかかわりを行う．②子どもはできなかったことや，パニックになる自分に対して自己の価値観を低下させてしまうので，叱責は避けて「どうしたの」ということばでかかわることが大切である．このようなかかわりを通じて子どもとの信頼関係を深め，子ども自身が価値ある自分を発見し，「ぼくって，なかなか，いいぞ」といった自尊感情を育てる援助が大切である．

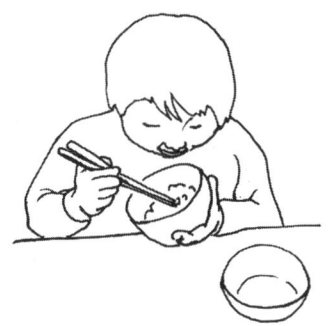

図46 味へのこだわり：あるメーカーのふりかけがないとご飯を食べない，などのこだわり

1）食事活動，摂食機能の制限

注意の転導性，触覚過敏や偏食・異食などの問題行動や心理社会的な問題が主となることが多い．ただし知的機能の低下が重度の場合は，口腔機能の発達が未熟であることや食事動作の未学習や誤学習という問題も主となる．転導性，触覚過敏や偏食・異食は，自閉性障害の認知機能の偏りや歪みが原因と考えてかかわるほうが良い．偏食・異食には，食器類に対するこだわり，味へのこだわり（図46），初めてのものを食べない，初めての場所では食べない，集団のなかでは食べない，濃い味を好む，異食，過食などが挙げられ，マナーの問題としては他人の食べ物を取る，食器のどろぼう握り，食べ物で遊ぶ，離席する，床に落ちたものを食べるなどが挙げられる．

2）清潔（入浴・整容）活動の制限

①脱衣，②移動，③浴室内での洗体，洗髪，④浴槽の出入り，⑤体ふき，⑥着衣などのどの工程においても，感覚の過剰な反応や反応性の乏しさから生ずる拒否や動作の遂行が不十分となりやすく，特に③，④，⑤，⑥などの動作遂行時に起こりやすい．体を洗う順番やシャワーの温度の違いによってもいつもはできるはずなのに拒否することもある（図47）．またパニックにまで至らなくても，その拒否の仕方は子どもなりの身体表示（体を異常にくねる，浴室を飛び出すなど）や拒否する声やことばで表示する．そのため支援者がそれらの表示を理解し，まずは子どものなかにあるこだわりとして，「……あるべき」カタチを援助者が理解し，何故拒否するかを子どもの感情を表わすことば「○○だから，とびだしたんだよね」といって共感してからその表示された動作や行為の共有化を行って支援することが大切である．

3）更衣活動の制限

動作学習の困難な要因が，知的障害特有の姿勢と運動の問題であるか，認知機能の偏りによるものかを見極める必要がある．特に体の回旋運動を伴うような動作は苦手である．また，正中線を交差するような動作や目で確認できない部分の操作が苦手である．例えば，かぶりシャツを着るのはできるが，裾を下ろすという最終動作において前の裾ばかりを引っ張り，後ろはまくり上がったままであることがある．またシャツに足を入れたり，パンツに腕を通すような失敗も見られる（図48）．重度の知的障害が伴う場合は，誤学習や未学習の要素も配慮する必要がある．また図49に示したような，感覚運動的技能，構成的技能，社会的・文化的技能[15]の発達が自閉性

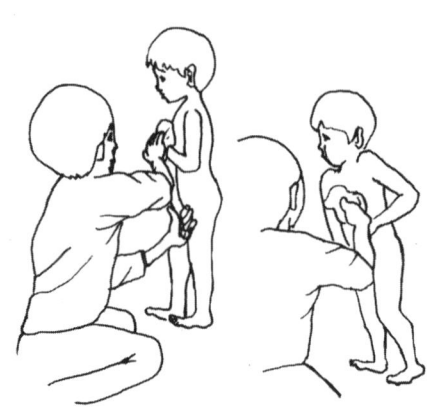

図47　体を洗う順番がいつもと異なると，嫌がったりパニックになる

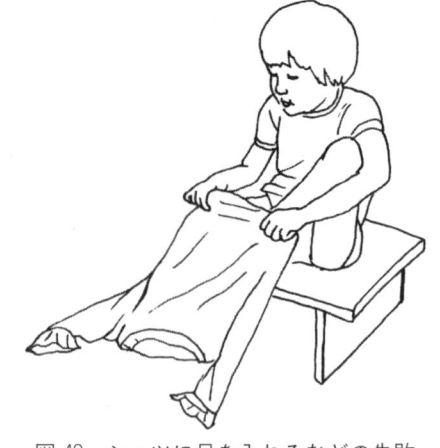

図48　シャツに足を入れるなどの失敗

障害の特性により，阻害されることは考えられる．つまり更衣動作遂行にあたって，感覚統合機能の第一，第二と第三の積み木積みの支援を行うことが，感覚運動的技能の段階，構成的技能の段階，社会・文化的技能の段階へと導いていくことにつながる．

4）排泄活動の制限

　排泄動作は，学習のベースには感覚の過敏性などの問題も考えられる．便座に座ることを強く拒否したり，お尻を拭く，手洗い，衣服の脱着が未学習であったりする．さらに，重度の知的障害を伴う場合は感覚系の問題とは異なり，知的障害の特性である未学習や誤学習が主の問題ともなりえる．子どもの拒否やパニックがどのような原因によるものであるかは解釈を要するところである．姿勢やバランスに問題がある場合は，便座が少しでも高くて足底が床につかない時，不安定で怖いと感じて拒否することも当然である．また，体を回旋させてお尻を拭く動作も座位でバランスが必要とされるため，怖いと感じて，拭かずにトイレを飛び出すことも予測されるであろう．

　ストレスと強く結びついている場合は，ストレスを感じるとわざとパンツにお漏らしをしたり，排泄物の臭いを嗅ぐなどの行為も見られる（図50）．また，一生懸命な排泄指導も，子どもにとってはストレスとなり悪循環を引き起こすことも多い．

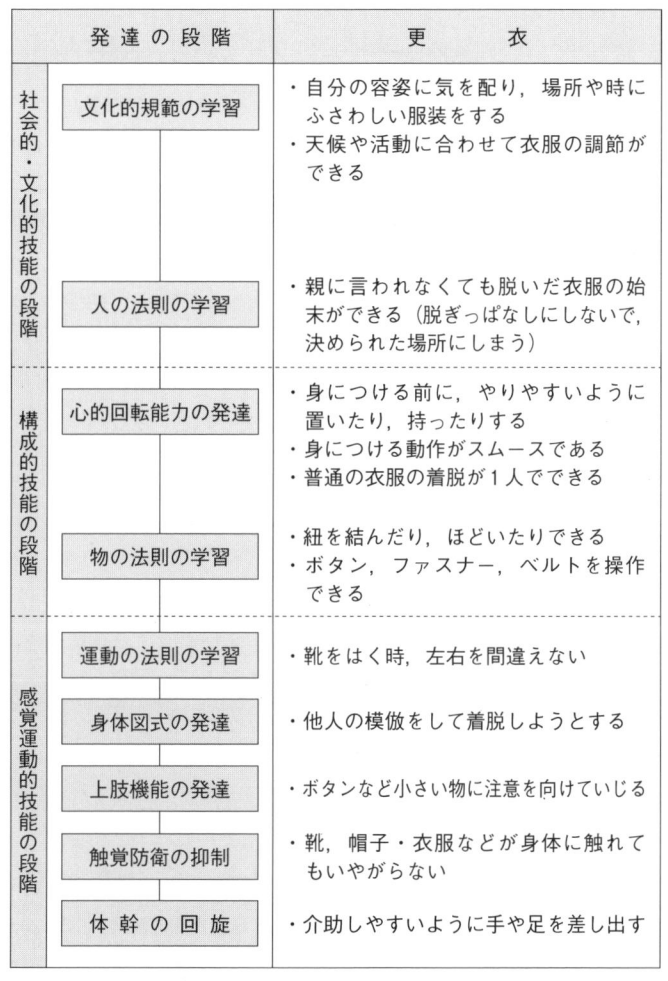

発達の段階		更衣
社会的・文化的技能の段階	文化的規範の学習	・自分の容姿に気を配り，場所や時にふさわしい服装をする ・天候や活動に合わせて衣服の調節ができる
	人の法則の学習	・親に言われなくても脱いだ衣服の始末ができる（脱ぎっぱなしにしないで，決められた場所にしまう）
構成的技能の段階	心的回転能力の発達	・身につける前に，やりやすいように置いたり，持ったりする ・身につける動作がスムースである ・普通の衣服の着脱が1人でできる
	物の法則の学習	・紐を結んだり，ほどいたりできる ・ボタン，ファスナー，ベルトを操作できる
感覚運動的技能の段階	運動の法則の学習	・靴をはく時，左右を間違えない
	身体図式の発達	・他人の模倣をして着脱しようとする
	上肢機能の発達	・ボタンなど小さい物に注意を向けていじる
	触覚防衛の抑制	・靴，帽子・衣服などが身体に触れてもいやがらない
	体幹の回旋	・介助しやすいように手や足を差し出す

図 49　更衣の発達モデル
（鷲田孝保：小児作業療法の実際．日本作業療法士協会（監）：作業治療学 3　発達障害．協同医書出版社，p 178，1992 より引用）

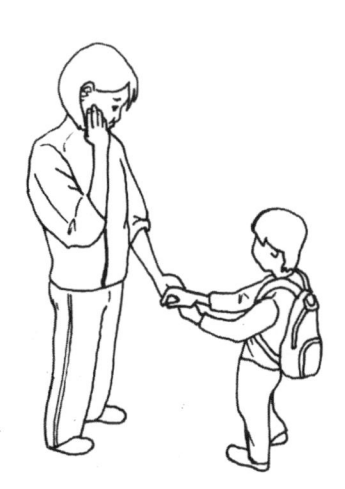

図 50　登校する前や登校途中でお漏らしをして親を困らせる

文 献

1) 奈良進弘：脳性麻痺．日本作業療法士協会(監)：作業治療学3　発達障害．協同医書出版社, p 278, 1992
2) 中山　修：精神発達の障害に対する作業療法．日本作業療法士協会(監)：作業治療学3　発達障害 [改訂第2版]．協同医書出版社, p 188, 1999
3) 園田順一, 高山　巌：子どもの臨床行動療法．川島書店, pp 32-34, 1978
4) 東　　正：新版子どもの行動変容．川島書店, pp 14-16, 1987
5) 酒井和江：重症心身障害．日本作業療法士協会(監)：作業治療学3　発達障害．協同医書出版社, p 391, 1992
6) 大島良一：重症心身障害の基本的問題．公衆衛生　35：648-655, 1971
7) 山田美智子：医療的ケア．江草安彦(監)：重症心身障害通園マニュアル　第2版．医歯薬出版, p 150, 2004
8) 亀下喜久男：先天性多発性関節拘縮症．岩谷　力, 土肥信之(編)：小児リハビリテーションⅡ．医歯薬出版, pp 225-245, 1999
9) 沖　　司：二分脊椎．岩谷　力, 土肥信之(編)：小児リハビリテーションⅡ．医歯薬出版, p 1, 1999
10) 野村忠男, 辛島千恵子：二分脊椎児の知覚・運動障害について．総合リハ　17：215-221, 1984
11) 小越信子：分娩麻痺．日本作業療法士協会(監)：作業治療学3　発達障害．協同医書出版社, p 330, 1992
12) 中山　修：自閉性障害．日本作業療法士協会(監)：作業治療学3　発達障害 [改訂第2版]．協同医書出版社, p 192, 1999
13) アメリカ精神医学会（高橋三郎, 他訳)：DSM-Ⅳ精神疾患の分類と診断の手引き．医学書院, 1995
14) 岩崎清隆：自閉症．日本作業療法士協会(監)：作業治療学3　発達障害．協同医書出版社, pp 403-443, 1997
15) 鷲田孝保：小児作業療法の実際．日本作業療法士協会(監)：作業治療学3　発達障害．協同医書出版社, p 178, 1997

参考文献

1) 五味重春：脳性麻痺の長期予後．岩谷　力, 岩倉博光, 土肥信之(編)：小児リハビリテーションⅠ．医歯薬出版, pp 113-155, 1999
2) 菅沼育雄：重度心身障害児の管理．岩谷　力, 岩倉博光, 土肥信之(編)：小児リハビリテーションⅠ．医歯薬出版, pp 195-230, 1999
3) 岩崎清隆, 岸本光夫：発達障害と作業療法　実践編．三輪書店, pp 40-135, 2002
4) 鷲田孝保：重症心身障害児療育ハンドブック．厚生省保健医療局国立療養所課(監), pp 1-60, 1983
5) 金子芳洋, 向井美惠, 尾本和彦：食べる機能の障害．医歯薬出版, 1987
6) 佐藤　剛：発達障害に対する作業療法の理念と役割．日本作業療法士協会(監)：作業治療学3　発達障害 [改訂第2版]．協同医書出版社, pp 2-14, 1999
7) 茂原直子：運動障害の作業療法．日本作業療法士協会(監)：作業治療学3　発達障害 [改訂第2版]．協同医書出版社, pp 148-181, 1999
8) 岸本光夫：脳性麻痺児の日常姿勢指導．作業療法マニュアル　発達障害児の姿勢指導．日本作業療法士協会, pp 1-23, 1996
9) 辛島千恵子：精神遅滞児の日常姿勢指導．作業療法マニュアル　発達障害児の姿勢指導．日本作業療法士協会, pp 24-41, 1996
10) Alexander R, Boehme R, Cupps B：機能的姿勢―運動スキルの発達．高橋智宏(監訳), 協同医書出版社, pp 47-246, 1997
11) Finnie NR：脳性まひ児の家庭療育．梶浦一郎(監訳), 医歯薬出版, pp 175-233, 1999
12) 辛島千恵子：知的発達障害児の日常生活指導．秋田作業療法学研究　7：2-8, 1999
13) 辛島千恵子, 野村忠雄：精神遅滞児のセルフケアに対する作業療法．OTジャーナル　24：408-413, 1990
14) 辛島千恵子, 加藤哲也, 安本大樹：行動分析に基づいた摂食指導．OTジャーナル　29：437-442, 1995
15) 野村忠男, 野村　進, 辛島千恵子：分娩麻痺の保存療法．整形外科MOOK　15：183-221, 1988
16) 辛島千恵子：分娩麻痺の作業療法．ボバースジャーナル　19：52-56, 1996
17) 辛島千恵子, 山根早百合：二分脊椎児の排泄指導とトイレットトレーニング．OTジャーナル　26：413-416, 1992

第3章 発達障害をもつ子どもと成人の真のニーズを明確にする評価と作業療法計画

　従来のADL指導は，ADLを子どもの遂行能力の制限から捉えることを中心とした結果，子どもを家族の生活から切り離してきたように思う．これは，筆者自身の実践の深い反省である．そこで，2003年に支援費制度[1]が導入されるに至って，個別支援ということばが一般化された．また，教育分野においても特別支援教育[2,3]という概念に基づく取り組みが行われるようになった．基本的には，両者は同じ概念から出発している．つまり，障害をもつ子どもとその家族が障害をもつがゆえに湧き出るニーズを特別なニーズと定義すると，その特別なニーズをもつ子どもと家族が真に必要としているものを掘り起こし，支援を行うことが個別支援や特別支援教育の本質である．作業療法士が支援する子育てやADLも個別支援計画（または，療育計画）のなかで捉えて，作業療法計画を立案するなかで子育てとADLの支援計画を立案することが重要である．従来の作業療法計画立案に活用されてきたICIDHによる統合と解釈は，施設ぐるみや地域での個別支援計画における真のニーズを掘り起こすためには限界があるため，ICFという道具を活用することで，個別支援の概念は簡単に理解できるのではないだろうか．

1. ICFを共通言語として利用し，真のニーズを明確にする

1 ICFとは

　国際機能分類[4]：International Classification of Functioning, Disability and Health（以下，ICF）の臨床的活用の目的の1つは（図1右），保健・医療・福祉の幅広い分野の従事者がこれを用いて障害や疾病の状態などを表現することによって「共通言語」と「共通の思考の枠組み」をもつ．2つ目の目的は，ICFを用いることによって特別なニーズをもつ子どもと家族の真のニーズを掘り起こして，サービスを提供することである．

　子育て支援やADL支援においても，子どもとその家族の地域生活における保健・医療・福祉・教育分野での連携なしには真のニーズに応えきれないことは周知の事実である．子どもと家族の多様なニーズから真のニーズを掘り起こすための作業療法の評価結果，サービスを提供する施設や子どもにかかわる地域の専門職間での各種情報を統合と解釈をする時の道具としてICFのモデルが活用できると思われる（図2）．

　生活機能と障害の構成要素である「心身機能・身体構造」「活動」「参加」において，肯定的側面と否定的側面を明確にすることと，背景因子（環境因子，個人因子）との関係づけにより障害と生活機能を理解するという視点が国際障害分類：International Classification of Impairments, Disabilities, and Handicaps（以下，ICIDH）と大きく異なるところである（図1左）．

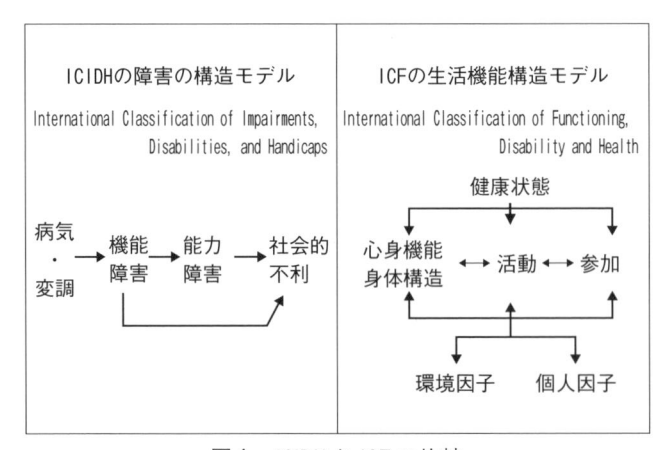

図1　ICIDHとICFの比較

```
環境因子と個人因子
    ・障害を環境との相互関係のなかでとらえることができ
     環境への働きかけが明確になる
    ・地域・社会における生活機能と制限，制約が明確になる

心身機能・身体構造，活動，参加の各レベルにおいて生活機能（肯
定的側面）と障害（否定的側面）をみる
    ・支援計画に反映させ，生活機能を活かしながらの
     アプローチ
    ・各種専門職が関与する領域が明確になる
```

図2　ICFの特徴

2 歴史的必然性としてのICF

1）ICIDHの誕生と疾病の変化

1969年にスウェーデンのNirjeによりノーマライゼーションの理念が発表され，「精神遅滞者の日常生活をできるだけ，社会の主流となっている規範や形態に近づける」ことが謳われた．その後，権利平等化の運動や脱施設化の運動が活発になるなか，1980年にICIDHが発表された．図1に示すように医学的リハビリテーションの基礎となる構造モデルである．機能障害とは，心理的，生理的または解剖学的な構造や機能のなんらかの喪失や異常をいい，能力障害とは，人間として正常とみなされる方法や規範で活動していく能力のなんらかの制限や欠陥をいう．

ICFとの相違で注目すべきところは，社会的不利益の定義である．社会的不利益とは，機能障害や能力障害の結果としてその個人に生じた不利益であって，その個人にとって正常な役割を果たすことが制限されたり，妨げられたりすることと述べられている．社会的不利益が生じる原因をすべて個人の環境に対してもつ対処能力の欠陥に限局しているところが重要である．この考えは医学的リハビリテーションにおいて，その障害の特性を理解することや，治療的効果の発展には多くの功績を残したが，中高年の慢性疾患の増加や高齢者の加速度的な増加などの疾病の変化に伴う障害の構造を理解するには，1980年以降においてなんらかの改善が必要となったことも事実である．

2）1982年以降のスウェーデンの「障害」のとらえ方

1999年に河東田ら[5]は，WHOとスウェーデンの障害のとらえ方と具体的対応，環境に対するとらえ方の違いをまとめている（表1）．1982年にスウェーデンではすでに社会的不利益が生じることを個人の環境に対する対処能力に限局するのではなく，環境に欠陥があるとし，環境への処置と環境のもつ物理的側面に目を向けて，意識的に計画して環境を変革できるものとしてとらえていることに着目すべきである．つまり，前述したようにICFの特徴として障害

表1 WHOとスウェーデンの「障害」のとらえ方の違い

	WHO	スウェーデン
1. 障害のとらえ方	社会的不利益が生じるのは個人に問題がある	社会的不利益が生じるのは環境に欠陥がある
2. 具体的な対応	個人に向けての対処	環境への処置
3. 環境に対するとらえ方の違い	環境とは個人が社会的な役割を果たすために適応しなければならないもの	環境のもつ物理的側面に目を向けて意識的に計画をして変革できるものだととらえる

(河東田博,他:知的障害者の「生活の質」に関する日瑞比較研究.海声社,pp 3-36,1999 より改変引用)

を環境と個人の交互作用のなかでとらえ,環境因子と個人因子,すなわちこれら背景因子との関係で障害をとらえることの特徴が1982年にスウェーデンでは実践されていたことになる.

3) 国際障害者年とICF

1981年には,「完全参加と平等」をスローガンとした国際障害者年を迎えた.そのなかで,「障害とは,個人とその環境との関係において生ずるギャップの大きさととらえることが解決の糸口となる」,「能力低下を社会的不利益にならしめている社会的条件の検討により,障害を克服することが可能である」[6]と述べられている.ここでも,障害を個人と環境との関係において生じるギャップの大きさととらえ克服可能と位置づけられており,障害を環境と個人の交互作用のなかでとらえることによって解決の糸口が見いだされると解釈できる.ICIDHが発表されると同時にICFの誕生は必然であったことは歴史的事実から明確であるといえる.

3 ICFと個別支援

個別支援とは,特別なニーズをもつ子どもとその家族への個々のニーズに沿った支援を意味する.そして,個々のニーズとは個々の要望や希望には基づいているが,対象者の主観的状態をはなれて客観的に存在する真に子どもとその家族が必要としているものを意味する[2].

そのため,子どもとその家族にかかわる施設,地域の専門職はそれぞれのアセスメント(または評価)を行い,その情報を持ち寄って個別支援会議(またはケース会議,療育計画会議など)を実施し(または,情報交換を行いキーパーソンとなる人が)個別支援計画を作成する(図3).この作成において,ICFを用いて統合と解釈を行うことで,真のニーズが掘り起こされていくのである.チームが活用する場合は,すべての項目を一専門職で情報を列挙するのではなく,持

1．ICFを共通言語として利用し，真のニーズを明確にする　　87

対象者・家族の希望や要望
⇩
アセスメント・・・各種専門職が情報収集・評価
個別支援会議またはケース会議
　① 持ち寄った情報（肯定的側面，否定的側面）で対象者の生活機能を概観（評価）する
　② 対象者の希望と要望が心身機能，身体構造の障害，または活動制限，参加制約のどこに位置づけられるのかを考える
　③ 真のニーズを掘り起こす②を中心に対象者の肯定的，否定的情報を関係づける（評価の統合と解釈，ICFの活用）
　④ 対象者の真のニーズがいつごろに達成可能か，または達成にあたっての段階づけを行う
⇩
個別支援の目標を設定
　⑤ ④に基づいて目標を明確にする
個別支援計画書の作成
　⑥ 目標に応じて，各サービスを決定する
　⑦ サービス提供を担う専門職によるサービス内容を決定する（作業療法計画）
対象者・家族の説明と同意（サービスの選択）
　⑧ ⑤，⑥，⑦を対象者に説明し，そのサービス提供の期間を明確にして
　（どのくらいの期間で成果をあげることができるか）同意を得る
支援内容の実施
　⑨ 各サービスの実施
⇩
再アセスメント
　⑩ 再評価会議，成果の確認とサービスの見直し

図3　個別支援計画の流れ

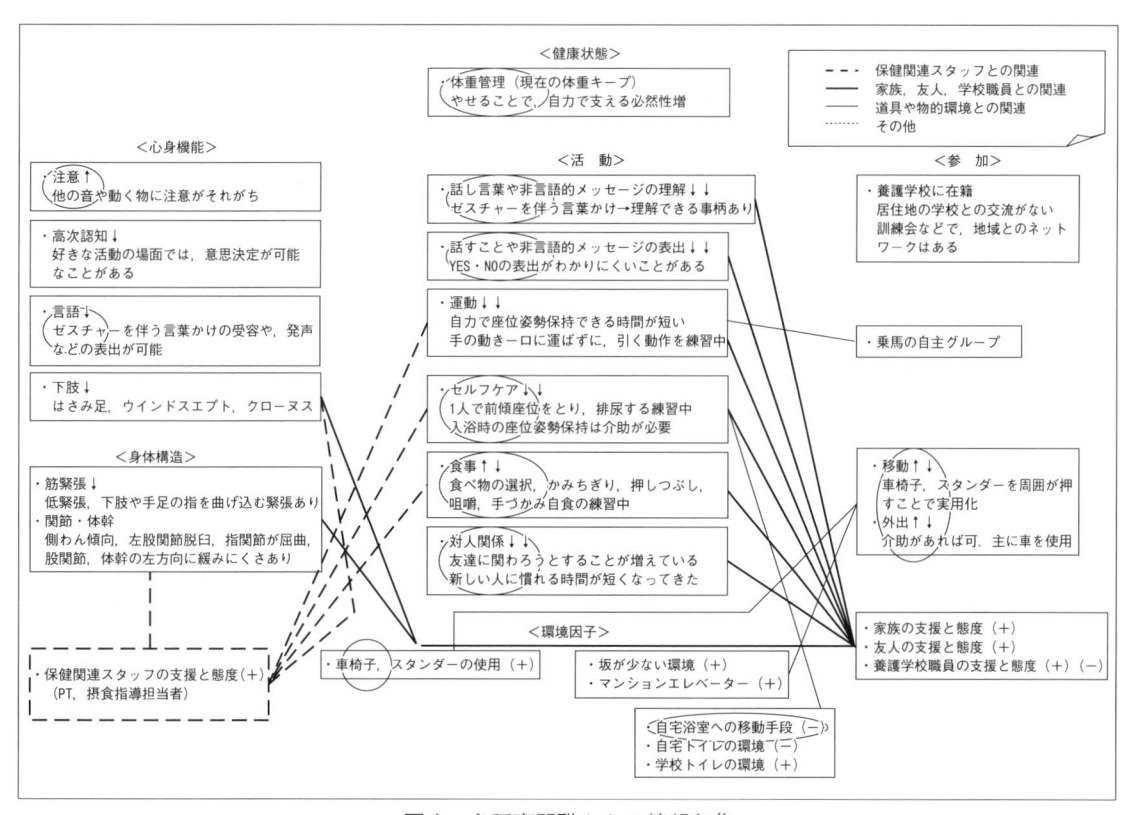

図4　各種専門職からの情報収集
（独立行政法人国立特殊教育総合研究所，WHO（編著）：ICF活用の試み．ジアース教育新社，p 52，2005 より引用）

ち寄った情報をまずは記載し，足りない情報を確認して次回の会議までに情報を収集する．図4は地域で子どもとかかわる専門職の情報をキーパーソンである養護教諭がICFを活用し記載したものである[7]．

2. 個別支援計画作成における作業療法士の役割

　作業療法士はあらゆる生活活動を治療や支援の手段とするため，必然的に子どもとその家族の評価，情報を把握しやすい職種である．図5は施設や地域でICFを活用する場合に誰がどの箇所の情報を提供しやすいかを記載したものである．保育士や教師と比べると作業療法士や理学療法士は心身機能・身体構造の情報に加えて活動，参加，環境因子など広い範囲での情報を把握できる．また，作業療法士は理学療法士よりも活動，参加の具体的な内容までも把握できる．言い換えるなら，保育士や教師とかなり隣接した領域で子どもの生活の情報を得て，支援をする立場であるが，明確にその専門職と異なるところは，心身機能・身体構造の情報と治療や支援を行える専門職である．かつその情報が活動制限，参加制約にどのように関連づいているかの解釈も十分にできる教育を受けてきているのが作業療法士である．よって，個別支援計画作成にあたっての作業療法士はICFを共通言語として子どもとその家族の真のニーズを掘り起こし（統合と解釈），サービスを提供するにあたってのキーパーソンである．作業療法士がその自覚と努力をもって能力を発揮する時代であるにもかかわらず，残念ながら作業療法サービスの効果と成果が蓄積されていないために，本来の役割が果たしきれていない現状もある．

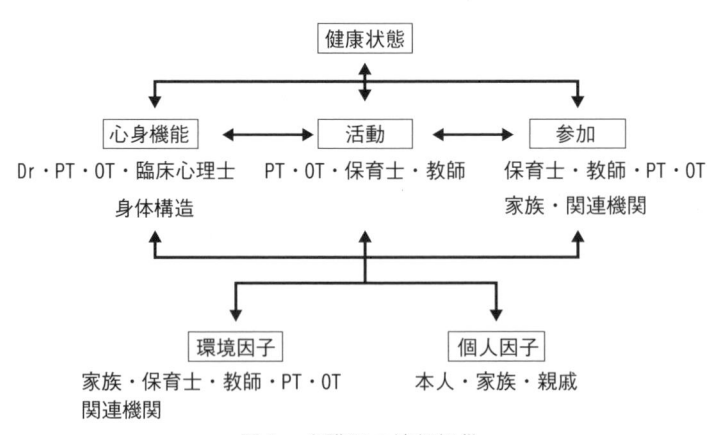

```
                    健康状態
                       │
         ┌─────────────┼─────────────┐
      心身機能  ←→   活動   ←→    参加
   Dr・PT・OT・臨床心理士  PT・OT・保育士・教師  保育士・教師・PT・OT
       身体構造                        家族・関連機関
         ↑                              ↑
         └──────┬───────────────┬──────┘
              環境因子          個人因子
       家族・保育士・教師・PT・OT  本人・家族・親戚
          関連機関
```

図5　各職種の情報提供
ICFに示した後，相互関係を読み取り，ニーズの掘り起こしとニーズを充足させる方法を検討する

3. 生活の地図，三間表と子育て支援，ADL支援

　従来のADL指導の本は，発達障害をもつ子どもの機能障害からくる能力障害を改善するためのADL指導を，育児にどのように取り入れていくかという視点で執筆されてきたが，まずは，地域で暮らす子どもたちと家族の生活をみる技術が必要である．本項では，社会モデルから発展し前進的な臨床の場で活用されている「生活の地図」[8]と「三間表」[9~11]の活用について述べる．これらは，生活ニードと環境資源のバランスに焦点をあてた生態学理論に立脚したもので，特にGermianiにより生態学的ソーシャルワークが「ソーシャルワーク実践生活モデル」[12]として集大成されて以来，生態学理論は「社会リハビリテーション」の概念を支える理論として，社会福祉実践領域を中心に活用されてきた．本書の子育て支援，ADL支援の「支援」を生態学理論を基盤において，当事者とその家族にとってのノーマライゼーションの具現化[1]を支える一環と位置づけて述べる．

1 生活の地図

　生活の地図とは子ども（当事者）を中心としたその家族を取り巻く支援機関や人（専門職や親戚，友人など）の存在を確認し，それらを視覚的に短時間で確認することを目的にしたものである．つまり，「生活の地図」を誰が眺めても，子どもを中心とした家族が地域にある資源をどのように活用しているかがわかるものである（図6）[13]．

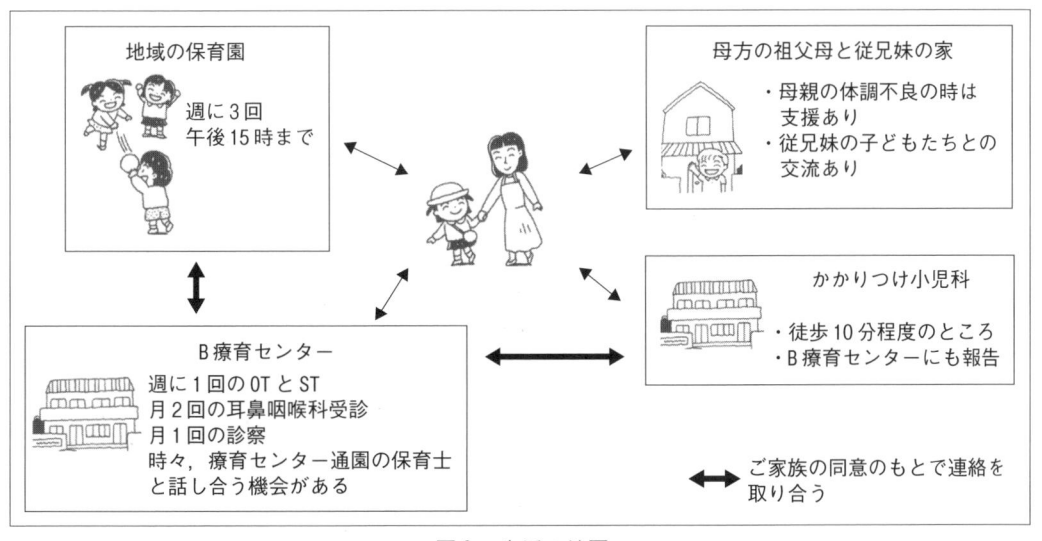

図6　生活の地図

1）「生活の地図」の作り方

　子どもにかかわる誰が作ってもよい，まずは無理のない程度に時間をかけずに書き出すことから始める．また，どのような目的で生活地図を使用するかによっても書き出す内容が異なり，目的に応じて最小限のことから書き出すことをお勧めする．必要最低限度の内容は，①かかわる機関，②かかわる専門職とその他の人（親戚や友人），③頻度が必須である．次に必要に応じて，①機関の役割または，機関へ行く目的，②専門職や人がかかわる内容，その人の名前，③子どもとの関係ある機関とその他の家族と関係ある機関とを結ぶ線を分けて描き入れる．

2）活用目的

　子どもを中心とした家族を支援する機関や人の存在を確認する必要性がある場合に活用する．つまり，当事者と家族がノーマルな生活を営むにあたって，環境にどの程度の資源（支援する準備）が存在するかを確認することで，ノーマライゼーションを具現化[1]することを目的にして活用されるべきものである．

3）活用方法

　①福祉，教育，医療などのサービスを提供する機関が活用する場合は，主に個別支援計画づくりに活用される．②①の機関における各専門職がサービス内容の決定（例えば，作業療法計画づくり）を行うにあたっての個人的・環境的情報．③当事者とその家族が自身の生活を支えるサービスを確認し，さらにより有益なサービスを選択するための情報とする．

2 三間表（図7,8）

　子どもとその家族の生活を理解する目的で，生活の時間・空間・人間関係＝三「間」表を提案したい．記入方法は当事者，家族でもよいし，各専門家が当事者と家族との話し合いから少しずつ情報をいただきながら記入してもよい．また，面接という場面で情報収集して記入をしてもよい．ただし，記入に際してどのような目的で情報収集するかを十分に当事者かご家族に説明する必要がある．記入の手順は，①時間ごとの活動内容を記入する．②次に誰がどこ（空間）でかかわっているかを話し合う．子育て支援に関しては，養育者が具体的に①②をどの程度具体的に述べることができるかをチェックしておき，その生活から支援の糸口を見つけだすことが必要である．また，語られる内容が養育者のネガティブな感情が主であるか，ポジティブな感情が主であるかを理解しながら子育て支援に役立てることが重要である．図7は，ある医療機関に外来で作業療法を受けておられる家族の三間表である．子どもは2歳で運動発達遅滞という診断を受けている．ご両親は共働きである．図からは，ゆっくりと子どもにかかわれる時間は夕食時以降ということが理解されるため，夕食，入浴，就寝時前の時間が養育者と子どもの交互作用を育める時間と考え，子育ての工夫を作業療法士から提案させていただいたケースである[10]．また，保育園での時間が長いため，保育園の環境のなかでの交互作用を通してADL支援の内容を提案するこ

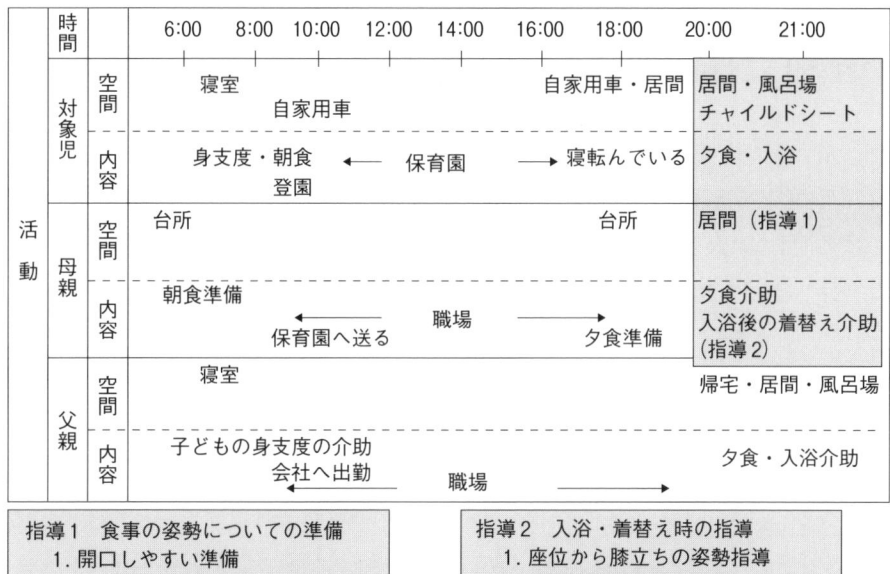

3．生活の地図，三間表と子育て支援，ADL 支援　91

	時間	6:00	8:00	10:00	12:00	14:00	16:00	18:00	20:00	21:00
活動	対象児 空間	寝室		自家用車				自家用車・居間	居間・風呂場 チャイルドシート	
	対象児 内容		身支度・朝食 登園	←	保育園	→		寝転んでいる	夕食・入浴	
	母親 空間	台所						台所	居間（指導1）	
	母親 内容		朝食準備	← 保育園へ送る	職場		夕食準備 →		夕食介助 入浴後の着替え介助（指導2）	
	父親 空間	寝室							帰宅・居間・風呂場	
	父親 内容		子どもの身支度の介助 会社へ出勤		職場	→			夕食・入浴介助	

指導1　食事の姿勢についての準備
　1．開口しやすい準備
　2．スプーンの口腔への入れ方

指導2　入浴・着替え時の指導
　1．座位から膝立ちの姿勢指導
　2．上肢の自動運動の促通
　3．脱衣しやすい衣服について

図7　「三間表」による生活モデルの評価

時間	6:00	8:00	10:30	13:00	16:00	18:00	21:00
空間	居室	一階ホール	棟作業	一階ホール		ベース デイス 二階	
内容	起床 着替えへの一階ホールへの移動と洗面	朝食	仕事	昼食	入浴・余暇	夕食 移動トイレまでの	就寝準備 着替えへの移動と洗面
介助者	余暇時間の一部を除いては介助が必要であるため介助者とのかかわりをもつ						

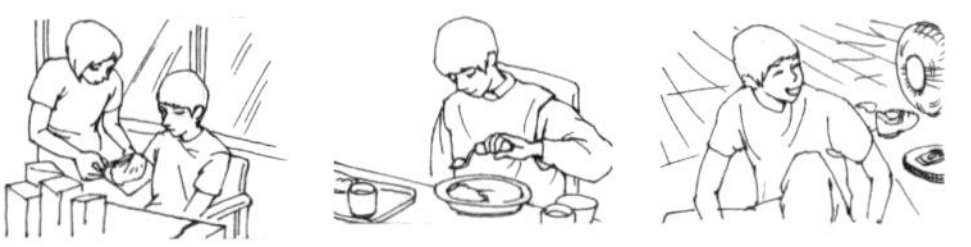

年齢・性：27 歳女性
移動：2, 3 歩の独歩とつたえ歩きが可能．室内は主に四つ這い移動，屋外は介助による車いす移動
ADL　：食事は監視レベルで自立．その他は全介助
意思伝達能力：否定的表示方法…「イヤー」「ガァー」
　　　　　　　肯定的表示方法…物に対しては把持して手渡す
　　　　　　　　　　　　　　　アーという優しい声を出す
　　　　　　　　　　　　　　　顔を見つめて笑う

図8　最重度の知的障害をもつ 27 歳女性の三間表

とは有意義と考える．図8は，ある身体障害者療護施設に入所している27歳の女性である[11]．最重度の知的障害をもつため意思表示の手段が確定しにくい．また，特定した介助者がいないため，施設で実施されている個別支援計画の意思の疎通性への具体的対策が考えられていない状況であった．図8からも読み取れるように，特定しない介助者（施設職員）による具体的介助を通じて行われている交互コミュニケーションの内容を整理することが必要と考えられたケースである．また，同時に当事者の要求に応じた支援の方法を再度検討する手がかりとなった．

3 個別支援計画づくりにみる「生活の地図」

著者[10]は 2001 年に「親と子の発達とホームプログラムのあり方」で生態学の環境における相互関係図（図9）と家庭内相互援助図（図10）を紹介した．

これらの図をさらにわかりやすくしたのが生活の地図である．著者と「生活の地図」ということばとの出会いは，2002 年に発信された広島市こども療育センター肢体不自由児童園施設 二葉園からいただいた資料「トータルケアプラン 子どもの生活プロフィール」[14]（図11）である．「地図」ということばに感銘を受けて，それ以降は，二葉園の「トータルケアプランの例」（図11）を講演などで紹介させていただいている．当事者が地域の人物，物理的資源をどのように活用しているか，または活用すべきかが視覚的に捉えられる地図を道しるべとして，生活を主体的に行っていくことが表現されたものである．最近では 2005 年 4 月に発行された「ICF 活用の試み―障害のある子どもの支援を中心に」（国立特殊教育総合研究所，WHO 編著）[7]に子どもの生活を支える各専門職があらゆる目的から「生活の地図」を示しながら「ICF」の活用方法について述べ，今後の課題にも触れている（図4）．

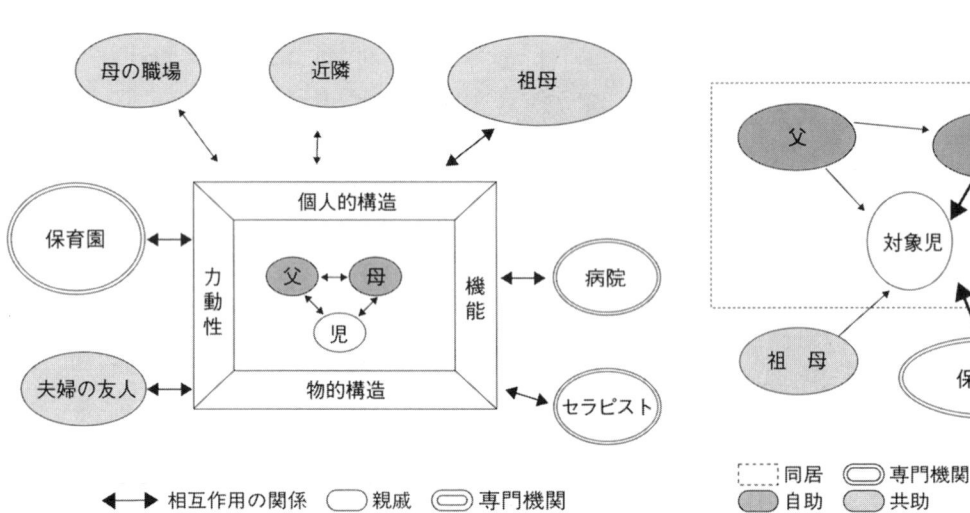

図9 生態学の環境における相互関係図
（三原博光：障害児ときょうだい．学苑社，p185，2000 より改変引用）

図10 家庭内相互援助図
（Carnes PJ：ファミリー・コミュニケーション．現代社，p102，1990 より改変引用）

| H15年度 | | クラス_____ | 名前_____ |

トータルケアプラン　子どもの生活プロフィール

> 現在,及び将来に向けて地域社会の中でより豊かなライフスタイルが実現できる為のプランを,保護者の方とともに作成したいと思います。この生活プロフィールは,お子さんのトータルケアプランを作成していく上で重要な資料になります。ご協力をよろしくお願いします。

1. 子どもの生活地図

登園日数や,行動範囲を含めてトータルケアプランをきめ細かく検討していきたいと思いますので,休息日・通院・他機関の利用(訓練,交流保育等)の状況も合わせてご記入ください。

二葉園登園日数　　週　　　日登園　（月　火　水　木　金）

	移動手段	場所	誰と	出会う人	頻度
家庭	例 バス・車・バギー・抱っこ等	市民病院・プール・親戚の家・友人宅・近所など	お母さん・お父さん・ボランティアなど	○○先生・看護師さん・友達・母の友達・祖父母など	月2回火曜日・2時間など

図11　二葉園トータルケアプランの例

4．個別支援のなかでADLのニーズを明確にする

　子育て支援においては,養育者の状況が著しく良い場合や生活でのさまざまな条件がそろっている場合は,子どもの基本的ADL能力障害が改善できる可能性は高かった．また同時に作業療法の成果と効果も得ることができたと考える．しかし,地域社会や家庭のなかで養育者や家族が担っている役割は多岐にわたり,それらの指導の裏には家族と養育者の計り知れない努力が基盤となっていると考える．子どもや家族ができるだけ普通の生活を営むことができるように,子ども自身の育ちを支える子育て支援やADL支援が重要である．そのために,①作業遂行要素である子ども自身の心身機能,身体構造を環境に適応しやすいように整えてあげること,②感覚統合機能やコミュニケーション能力を促す環境を整えてあげること,と同時に①と②の総合的発達のなかで,子どものライフステージに沿った子育て支援,ADL支援の計画が必要と考えるのである．つまり,子どもが環境や人とどのようにかかわっていて,今この時期に真に必要としているものを掘り起こしてこそ,今の子どもと養育者の育ちに必要な子育て支援とADL支援がみえてくるのだと思う．

1　個別支援計画における作業療法

　個別支援計画を立案するにあたり，施設や地域での個別支援会議までに，作業療法士としてのある程度の評価の統合は必要である．持ち寄った情報を図に書き込み，会議のメンバーで討議する．図3の「個別支援計画の流れ」を再度確認し，作業療法評価と作業療法計画について述べていく．

① **討議は利用者，対象者の希望や要望と各専門職が持ち寄った情報（評価結果など）で対象者の生活機能を概観（評価）する．**
② 対象者の希望と要望が心身機能，身体構造の障害，または活動制限，参加制約のどこに位置づけられるのかをよくみる．
③ 真のニーズを掘り起こす②を中心に対象者の肯定的，否定的情報を関係づける（評価の統合と解釈，ICFの活用）．
④ 対象者の真のニーズがいつごろに達成可能か，または達成にあたっての段階づけを行う．
⑤ ④に基づいて目標を明確にする．
⑥ 目標に応じて，各サービスを決定する．
⑦ **サービス提供を担う専門職によるサービス内容を決定する（作業療法計画）．**
⑧ ⑤，⑥，⑦を対象者に説明し，そのサービス提供の期間を明確にして（どのくらいの期間で成果をあげることができるか）同意を得る．
⑨ 各サービスの実施．
⑩ 再評価会議，成果の確認とサービスの見直し．

　個別支援計画における作業療法計画は⑦のプロセスである．主に作業療法士によるADL支援や子育て支援は⑦で計画されて実施されていくが，他の専門職によるADL支援や子育て支援も実施されるため，明確にその目標達成のための目的と成果，効果の判定をして，⑩の再評価会議に臨む．

2　作業療法評価のプロセス（ADL支援と子育て支援）

　個別支援計画における作業療法評価は，①と⑦において異なる．①は対象者の生活機能を全般的に評価し，情報を評価会議で提供するために行われる．それに対して⑦は評価会議で検討された個別支援の目標に応じて，各サービスが決定された後なので，その目標に応じて効果と成果があがる方法を導きだすためのさらなる評価となる．⑥で作業療法士が提供するサービスがADL支援，または子育て支援となると，⑦はADLに限局した評価を進め，かつ支援しながらのその妥当性を測る評価を並行して行っていくことになる．以下に①と⑦の評価のプロセスをADL支援と子育て支援の視点からまとめていく．

1）①に至るまでの評価プロセス―子育て支援

　子育て支援を0歳から6歳ころまでの乳幼児期で，養育者と子どもの交互作用のなかで育まれる時期のADLと定義する．また子どもの姿によっては，年齢が学童期であっても，養育者と子どもの交互作用のなかでADLを育んでいく時期には子育て支援の枠組みでとらえることが妥当といえる．子育て支援において作業療法士の技術として位置づけたいことは，養育者と子ども，作業療法士の3者の交互作用の評価である．作業療法士は養育者の知覚＝評価システム[15]を理解しながら支援をすることが大切である（図12，第1章）．

　養育者と信頼関係を築いた後でもよいが，できれば支援開始にあたっての早い時期に十分な面接の時間をとること．また，初日から育児場面での支援を行いながら評価を並行して進めることが重要である．三間表の記入は，①時間ごとの活動内容，②誰がどこでかかわっているか，③養育者からの自然に述べられるかかわりの内容を記載する．次に三間表に基づき，具体的に質問をする．①その内容が養育者の育児に関する肯定的に受け入れている側面か，否定的に受け入れている側面かを解釈する，②かかわりの場面を想定して，実際に養育者に行っていただく（図12-a）．③②の場面を作業療法士が養育者に教えていただきながら実際に行ってみて，養育者と子どもの交互関係のなかで，子どもができることをしっかりとフィードバックする．養育者の働きかけの肯定的側面を強調することが大切である．そのなかで養育者から質問が出た時に応え，実際にその場面を想定してデモンストレーションする（図12-b）．例えば，スプーンでの介助場面で，抱っこの仕方やスプーンの形状，入れ方などで，もう少し子どもを起こして抱っこをする，スプーンをお口に入れてしまわないで，口唇の手前で待つ，などの少しの工夫で子どもの自発性がより促されるということを示し提示する．また，デモンストレーションのみでなく，養育者の体の一部となって抱っこの仕方やスプーンをどこで止めて待つかなどを体に触れながらお伝えすることが必要である．

　その後，養育者のご意見を十分お聞きしてディスカッションし，資料などを併用することで養育者の理解を促す．実際にできるようなご意見であるならば，日常の育児のなかに取り入れていただくように促す．初回でもう一つ重要なことは，現在の育児を否定するような言語は使わないことである．育児のバックグラウンドは家族と養育者，子どもとのさまざまな歴史から成り立ち，その一部が作業療法士の前で展開されるということを理解していれば，決して否定的言語ではなく現状を認める言語にて養育者と交信できるはずである．

　上記のプロセスがスムーズに進めば，次は生活の地図づくりを行う．あまり養育者が積極的でない場合は，支援を始めるなかでご一緒に作っていくとよい．次に徐々に図12-c，dの作業療法のスタンダードな評価に進めていく．子育て支援に慣れていない作業療法士ほど，評価に一生懸命になるがあまり，養育者が生活場面での情報を把握していることを忘れがちになり，子どもと養育者の生活を無視した計画が立案されるので，必ず養育者の育児場面の観察から子どもの自発行動の観察を行うように心がけていただきたい．評価のポイントは子どもと養育者の希望や要望を活動制限と参加制約でとらえて，まずはICFの図に示す．そしてそれを中心にして他の評価を実施して，肯定的側面と否定的側面を関連づけることで，その制限や制約を生み出している

96　第3章　発達障害をもつ子どもと成人の真のニーズを明確にする評価と作業療法計画

図12　子育て支援，ADL支援のための作業療法評価の流れ

―――― 必要なプロセス
━━━━ 特に必要にプロセス

| 作業療法評価の内容 | 子育て支援 | ADL支援 |

初回または養育者と信頼関係をとりながら情報を収集する

対象者（または養育者）の生活全般について

1. 三間表

対象者からの生活の話のなかから，生活への積極的な参加と消極的な参加の箇所を理解しながら，インタビューする

（三間表：時間 6:00 8:00 10:00 12:00 14:00 16:00 18:00 20:00 21:00／活動：対象児（空間・内容），母親（空間・内容），父親（空間・内容））

手段的ADL，地域ADLの評価は重要である

2. 生活の地図

①かかわる機関
②かかわる専門職員とその他の人（親戚や友人など）
③頻度などをインタビューをしながら対象者とともに作る
または，対象者に記入してもらう

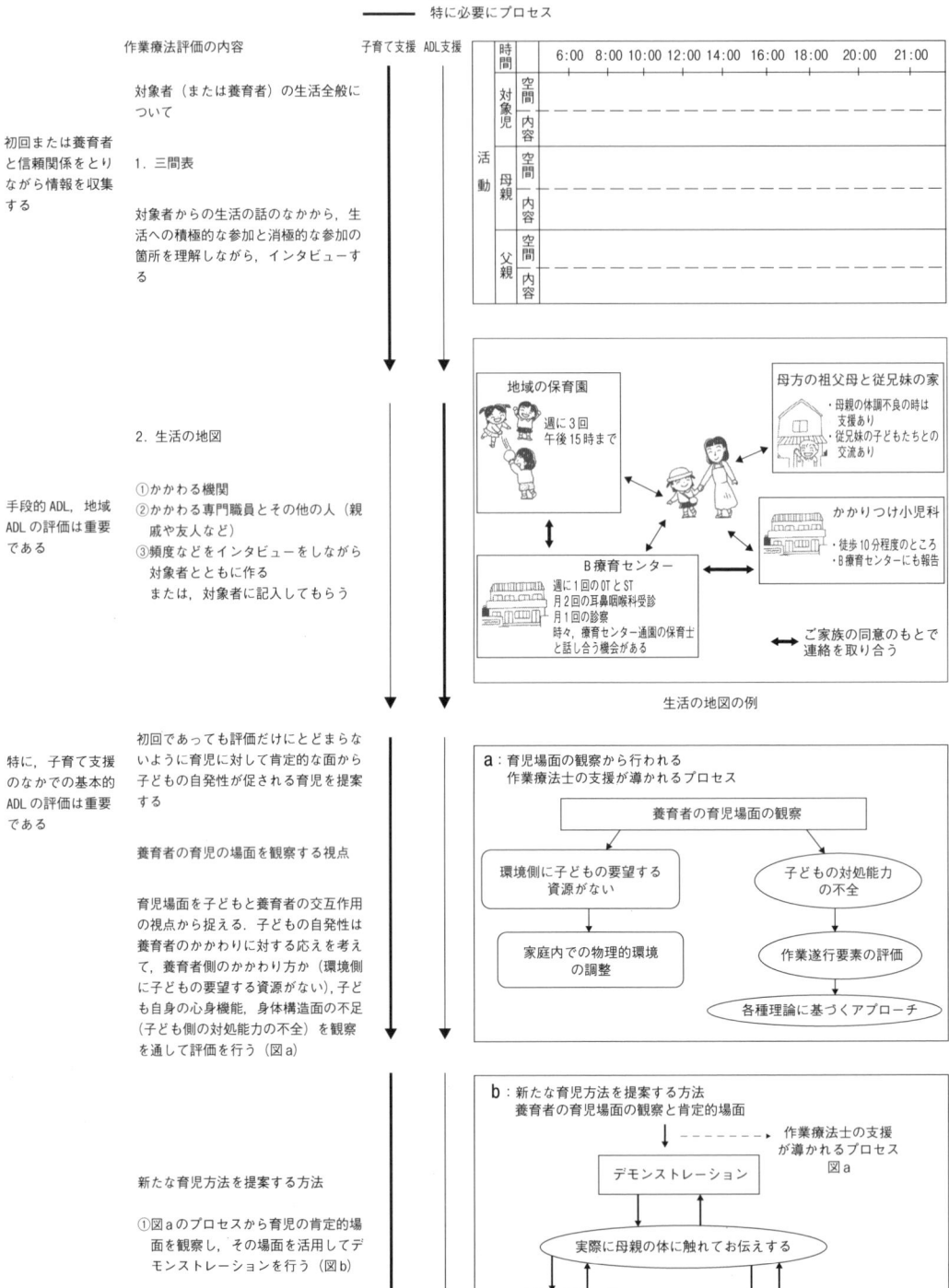

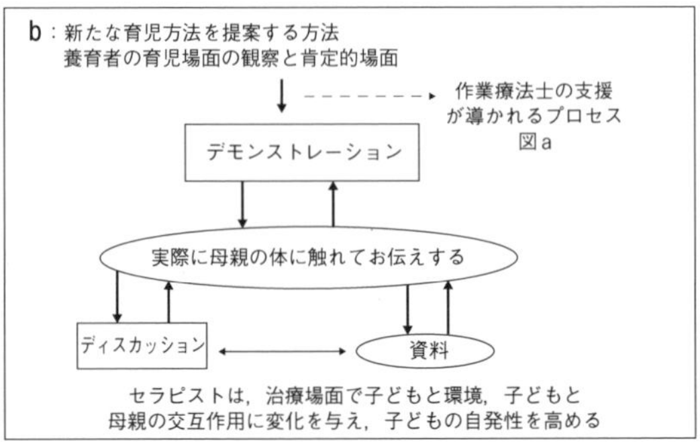

生活の地図の例：
- 地域の保育園（週に3回午後15時まで）
- 母方の祖父母と従兄妹の家（母親の体調不良の時は支援あり，従兄妹の子どもたちとの交流あり）
- B療育センター（週に1回のOTとST，月2回の耳鼻咽喉科受診，月1回の診察，時々，療育センター通園の保育士と話し合う機会がある）
- かかりつけ小児科（徒歩10分程度のところ，B療育センターにも報告）
- ご家族の同意のもとで連絡を取り合う

特に，子育て支援のなかでの基本的ADLの評価は重要である

初回であっても評価だけにとどまらないように育児に対して肯定的な面を子どもの自発性が促される育児を提案する

養育者の育児の場面を観察する視点

育児場面を子どもと養育者の交互作用の視点から捉える。子どもの自発性は養育者のかかわりに対する応えを考えて，養育者側のかかわり方か（環境側に子どもの要望する資源がない），子ども自身の心身機能，身体構造面の不足（子ども側の対処能力の不全）を観察を通して評価を行う（図a）

a：育児場面の観察から行われる作業療法士の支援が導かれるプロセス

養育者の育児場面の観察
→ 環境側に子どもの要望する資源がない → 家庭内での物理的環境の調整
→ 子どもの対処能力の不全 → 作業遂行要素の評価 → 各種理論に基づくアプローチ

新たな育児方法を提案する方法

①図aのプロセスから育児の肯定的場面を観察し，その場面を活用してデモンストレーションを行う（図b）

b：新たな育児方法を提案する方法
養育者の育児場面の観察と肯定的場面

デモンストレーション ⇄ 実際に母親の体に触れてお伝えする ⇄ ディスカッション ⇄ 資料
　　　　　作業療法士の支援が導かれるプロセス　図a

セラピストは，治療場面で子どもと環境，子どもと母親の交互作用に変化を与え，子どもの自発性を高める

4. 個別支援のなかでADLのニーズを明確にする　97

初回以降の作業療法

個別支援計画や対象者の真のニーズを掘り起こすための評価のプロセス

スタンダードな作業療法評価を育児支援と並行させて行っていく

① 三間表，生活の地図を基にして要望，希望を確認する
② 作業遂行課題の評価
・図dの観察表に基づいて，一回分の観察結果から各作業遂行課題を概観する
・必要であれば，標準化された発達表を実施する
③ 作業遂行課題を活動制限と参加制約，環境因子と個人因子，心身機能，身体構造障害から解釈し，適切な作業遂行要素の評価に進める
④ 作業遂行要素の評価（図c，d）
・運動機能
・感覚−知覚−認知
・心理機能
・社会機能
⑤ 施設，地域生活での環境の評価
・三間表，生活の地図を基に，子どもにかかわる機関，人から情報を収集する（図c）
⑥ ICFによる評価の統合と解釈
・個別支援会議（または他職種との会議など）に向けて，作業療法士ができる範囲で行う（図c）

個別支援会議，または他職種との話し合い後，作業療法の目標が決定される（図c）

作業療法計画が立案され，実施と結果に至る目標が達成されたことを養育者，または当事者と確認する（効果と測定）（図e）

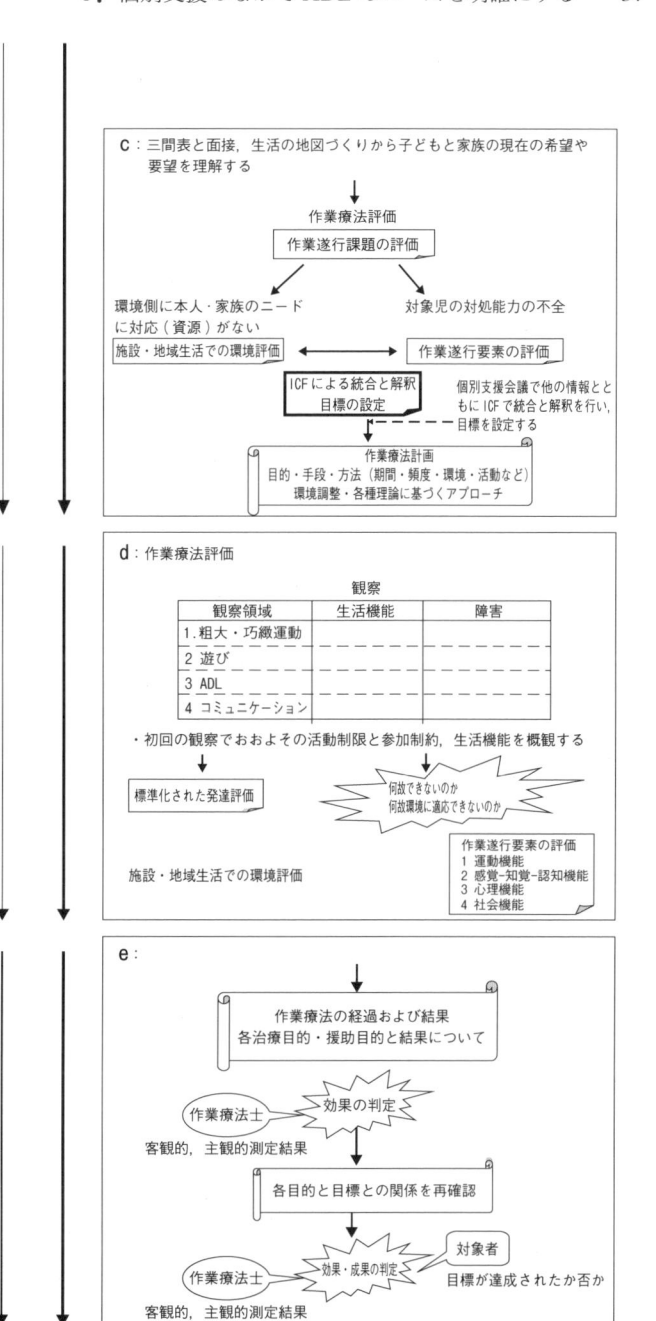

c：三間表と面接，生活の地図づくりから子どもと家族の現在の希望や要望を理解する

↓

作業療法評価

作業遂行課題の評価

環境側に本人・家族のニーズに対応（資源）がない　　対象児の対処能力の不全
施設・地域生活での環境評価　←→　作業遂行要素の評価

ICFによる統合と解釈
目標の設定

個別支援会議で他の情報とともにICFで統合と解釈を行い，目標を設定する

作業療法計画
目的・手段・方法（期間・頻度・環境・活動など）
環境調整・各種理論に基づくアプローチ

d：作業療法評価

観察
観察領域	生活機能	障害
1. 粗大・巧緻運動		
2. 遊び		
3. ADL		
4. コミュニケーション		

・初回の観察でおおよその活動制限と参加制約，生活機能を概観する

標準化された発達評価　　何故できないのか／何故環境に適応できないのか

施設・地域生活での環境評価

作業遂行要素の評価
1. 運動機能
2. 感覚−知覚−認知機能
3. 心理機能
4. 社会機能

e：

作業療法の経過および結果
各治療目的・援助目的と結果について

作業療法士　効果の判定
客観的，主観的測定結果

↓

各目的と目標との関係を再確認

↓

作業療法士　効果・成果の判定　対象者
客観的，主観的測定結果　　　目標が達成されたか否か

原因が理解できると同時に環境因子，個人因子とどのように関連づいているかを統合させることで，子どもや養育者の希望や要望が叶う計画を立案できる場合もあるし，それらの希望や要望が生じるに至った原因がわかり，新たに対象者や養育者の真のニーズが浮き彫りとされる場合もある。

2）①に至るまでの評価プロセス―ADL 支援

　ADL 支援は養育者と子どもの交互作用を超えて，地域生活を子どもが主体的に行うための支援を意味するものである．障害が重くても，学齢期になり地域の学校で学びたい，家族と旅行に行きたい，修学旅行に行きたいなど子どもたちの生活上の願いは多様である．

　そのような多様なニーズをできるだけ現実可能なものにするために評価が進められる．つまり，子どもと養育者，家族をとりまく多様な機関や支援する立場の専門職からの情報を収集して統合と解釈を行う．ADL 支援でさらに強調されるのは「生活の地図」と各機関の専門職からの情報の集約を行うことである．個別支援計画を経ることで妥当な作業療法計画が立案される．しかし，できるだけ子どもや養育者から参加と制約，活動と制限の情報を収集しながら，作業療法士は図 12-c，d のプロセスで評価を実施する．そして，個別支援会議までに当面の目標を立案して実行することは可能であり，必要なことでもある．

　個別支援会議やそれに代わる情報交換が不十分で，子どもと環境との交互作用のなかで遂行されていくべき情報も不十分なままでは，子どもの機能や能力障害に視点をおいて動作や運動学習の計画を立てることは，子どもの努力と達成感との間にギャップが生じ，子どもと養育者の生活を苦しめる要因ともなりかねない．

3）⑦の評価プロセス―子育て支援と ADL 支援

　個別支援会議，またはケース会議などで，ICF を用いて作業療法の評価と各専門職からの情報の統合と解釈をする（真のニーズの掘り起こし）．その結果，個別支援計画における真のニーズが明確となり，目標が各専門家で確認される．次いで，作業療法計画が立案されるなかで，子育て支援と ADL 支援が位置づけられる．この流れはプロといわれる作業療法士にとっては自然に身についていることである．しかし，時として子育て支援や ADL 支援は評価をして統合と解釈を行わなくても，対象者の真のニーズとして解釈され，基本的 ADL の自立の要望が直接作業療法の目標となって，その計画が実行されてきたのではないかと思う．子どもの立場から考えると，生活は ADL だけではなく，遊びや学習活動を通して基本的 ADL の発達の基礎になる感覚統合機能やコミュニケーション機能を促し生活のなかで支援することが，環境と人との関係において発達する基本的 ADL を支援することに通じることはいうまでもない．そのため ADL 支援のプロとなるべき若い作業療法士は，是非とも意識的に ICF の図に示しながら評価のプロセスを実施していただきたい．

　個別支援会議で子育て支援や ADL 支援の目標が明確になってから，その目標に沿った作業療法目標を設定する．そして，作業療法目標を達成すべく目的を決めて作業療法が実施される．①に至るまでのプロセスで評価を進めた支援を継続しながら，個別支援会議以降の目標を養育者に説明した後に，⑦の作業療法計画（サービス内容を決定する）立案のための評価を行う．

(1) ICF で概観して現在の活動制限と参加制約をどのように解決すべきか，または子どもとご家族の要望，希望と目標がどのように関係しているのかを十分に理解する．

(2) 経験の少ない作業療法士は，図 12-c，d の評価プロセスや養成校で学んだ症例報告の指針

```
Ⅰ 情報収集
  1. 基礎的情報
      氏名（A.B.Cなどで特定しないように記載），年齢，診断名，障害名，主訴，本
      人または家族の希望
  2. 社会的情報
      生育歴，発育歴
  3. 医学的情報
    1) 現病歴
    2) 合併症
    3) 治療状況
    4) 他部門からの情報
  4. 作業療法の処方日，または開始日
Ⅱ 作業療法
  1. 子どもの生活を「三間表」で示す
  2. 作業療法評価
    1) 作業遂行課題
      ① ADL
      ② 遊び・余暇
      ③ 学業・仕事・保育
      ④ 地域生活課題
    2) 作業遂行要素
      ① 運動機能
      ② 感覚－知覚－認知
      ③ 心理機能
      ④ 社会機能
  3. 評価のまとめ（統合と解釈‥ICF）
      作業遂行課題と作業遂行要素の結果，基礎情報，社会的情報，医学的情報をICF
      でまとめる．それぞれの結果を心身機能・身体構造，活動，参加，個人因子，環
      境因子の肯定的，否定的側面に整理する．その結果ご本人または家族が真に必要
      としているもの（療育目標，またはOTの長期目標，短期目標）を下記の作業療
      法計画に明記する
  4. 作業療法計画
    1) 療育目標・またはOTの長期目標，短期目標
    2) 目的
    3) 手段・方法（期間・頻度・環境・活動とその段階づけ）
  5. 作業療法の経過および結果
    1) 実施した結果
    2) 経過の記録
  6. 効果または実施した作業療法の妥当性を考察する
      再度ICFに基づいた結果を記載する
      OTが介入した箇所を図に印をつけ，その他の子どもの生活で変化した箇所にも
      別の印をつける
```

図13　発達障害領域・症例報告の指針

に基づいてまとめることが理解を促す道しるべとなる（図12，13）．

(3)統合と解釈は，個別支援会議で検討された内容を先に記載する．次に作業療法サービスの目標に至った箇所をマークする（心身機能・身体構造，活動，参加で関連する箇所にマークする）．

(4)心身機能・身体構造，活動，参加の肯定的，否定的側面の記載内容と関連づけて（図14），さらに必要な情報を収集（評価の実施）する．

年齢：4歳2カ月（初期評価時年齢）性別：女
診断名：自閉症，言語発達遅滞

初期評価時
○ 個別支援会議での情報
☆ ⑦の作業療法評価結果
→ 関係性を表す

心身機能・身体機能

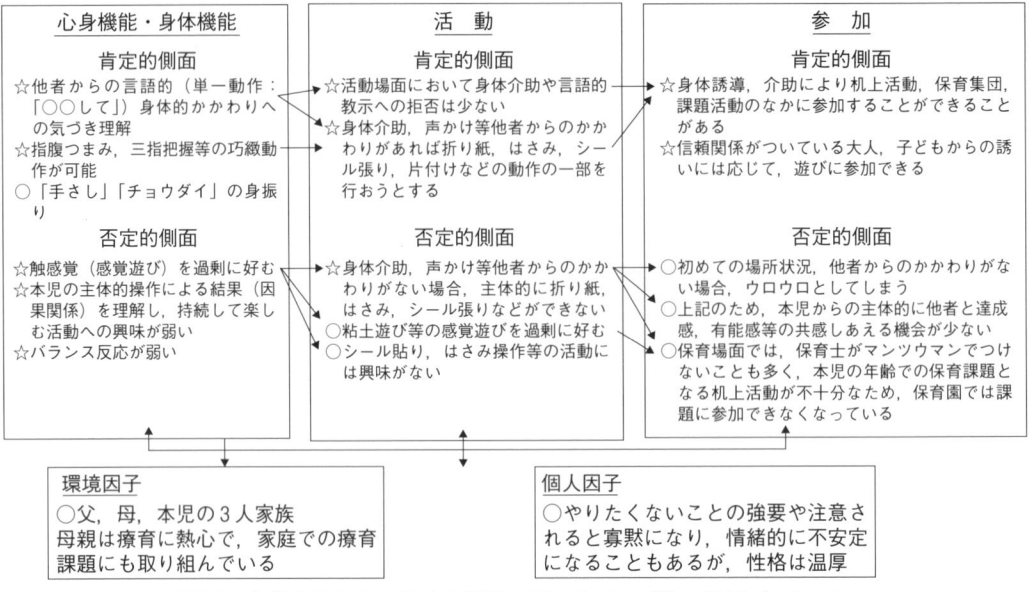

肯定的側面
☆他者からの言語的（単一動作：「○○して」）身体的かかわりへの気づき理解
☆指腹つまみ，三指把握等の巧緻動作が可能
○「手さし」「チョウダイ」の身振り

否定的側面
☆触感覚（感覚遊び）を過剰に好む
☆本児の主体的操作による結果（因果関係）を理解し，持続して楽しむ活動への興味が弱い
☆バランス反応が弱い

活 動

肯定的側面
☆活動場面において身体介助や言語的教示への拒否は少ない
☆身体介助，声かけ等他者からのかかわりがあれば折り紙，はさみ，シール張り，片付けなどの動作の一部を行おうとする

否定的側面
☆身体介助，声かけ等他者からのかかわりがない場合，主体的に折り紙，はさみ，シール張りなどができない
☆粘土遊び等の感覚遊びを過剰に好む
○シール貼り，はさみ操作等の活動には興味がない

参 加

肯定的側面
☆身体誘導，介助により机上活動，保育集団，課題活動のなかに参加することができることがある
☆信頼関係がついている大人，子どもからの誘いには応じて，遊びに参加できる

否定的側面
○初めての場所状況，他者からのかかわりがない場合，ウロウロとしてしまう
○上記のため，本児からの主体的に他者と達成感，有能感等の共感しあえる機会が少ない
○保育場面では，保育士がマンツウマンでつけないことも多く，本児の年齢での保育課題となる机上活動が不十分なため，保育園では課題に参加できなくなっている

環境因子
○父，母，本児の3人家族
母親は療育に熱心で，家庭での療育課題にも取り組んでいる

個人因子
○やりたくないことの強要や注意されると寡黙になり，情緒的に不安定になることもあるが，性格は温厚

図 14　作業療法評価の統合と解釈に用いた ICF（⑦の評価プロセス）

4）⑦の作業療法計画―子育て支援と ADL 支援

　心身機能・身体構造，活動，参加の肯定的，否定的側面の記載内容と関連づけて，作業療法サービスの目標達成に向けて，効果的な介入方法を考える（「5．作業療法計画」を参照）．次に，養育者に作業療法サービスの根拠（なぜこのサービスを提示するに至ったか）を説明する．子どもや養育者の要望，希望とどのように関連しているかを説明する．同時に不足する情報を提示して評価の計画も述べておく．

5．作業療法計画

1　子育て支援（図 15）

　基本的には，「症例報告の指針」の作業療法計画に沿ってまとめる（図 13）．子どもがかかわる人，環境，子どもの交互作用を手段・方法として活用し（第1章で強調した交互作用のなかに子どもが変化するヒントがある），かつその交互作用にわずかな工夫を加えるだけで子どもの自発行動に変化を与えることが可能である．子どもの普通の生活が可能な限りで維持できる．
　図 15 の作業療法計画表について説明を進める．作業療法の目標 1）を達成すべく目的 1 と 2

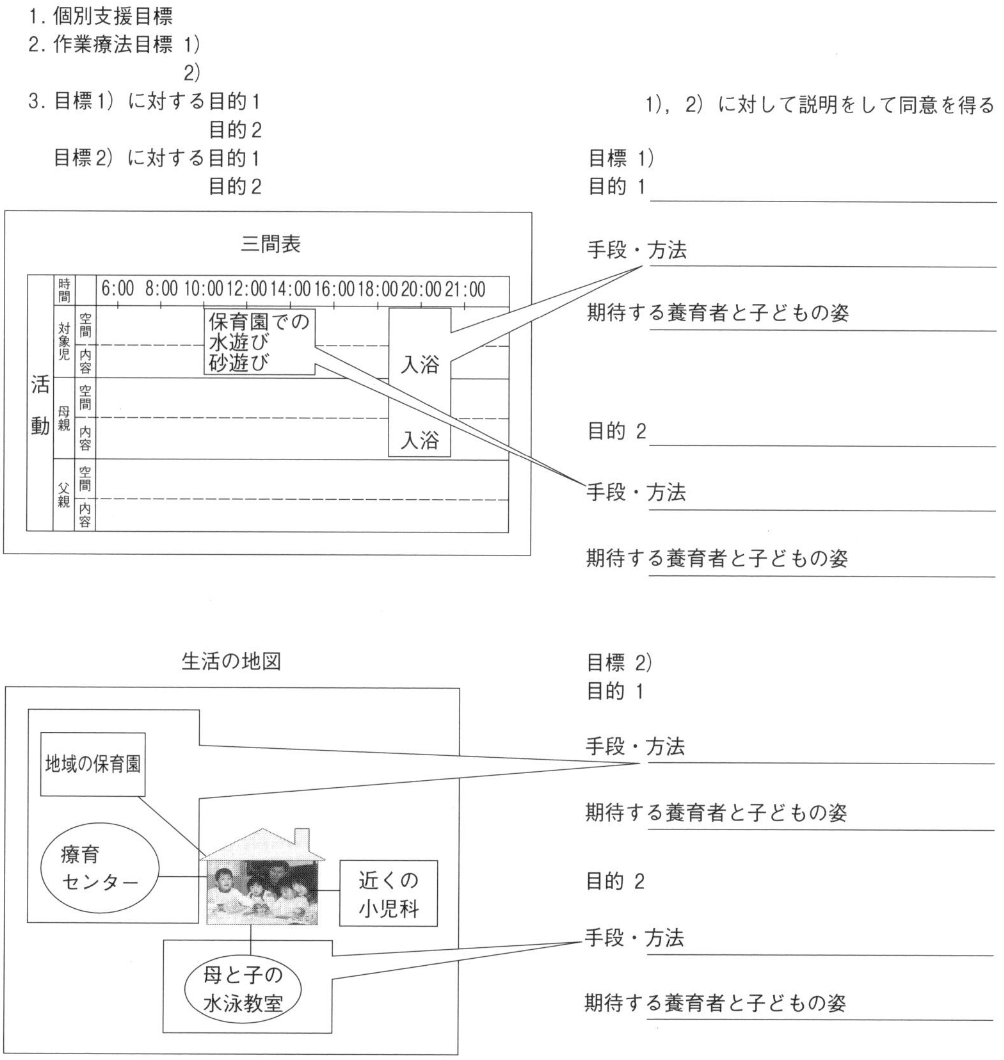

5．作業療法計画

1. 個別支援目標
2. 作業療法目標 1)
   2)
3. 目標1) に対する目的1
   　　　　　　　　目的2
   目標2) に対する目的1
   　　　　　　　　目的2

1), 2) に対して説明をして同意を得る

目標 1)
目的 1 _____

手段・方法

期待する養育者と子どもの姿

目的 2 _____

手段・方法

期待する養育者と子どもの姿

【三間表】（時間：6:00 8:00 10:00 12:00 14:00 16:00 18:00 20:00 21:00／対象児：空間・内容に「保育園での水遊び・砂遊び」「入浴」／母親：空間・内容に「入浴」／父親：空間・内容）

【生活の地図】地域の保育園／療育センター／近くの小児科／母と子の水泳教室

目標 2)
目的 1

手段・方法

期待する養育者と子どもの姿

目的 2

手段・方法

期待する養育者と子どもの姿

図15　作業療法計画：子育て支援

を計画する．目的1は，子育てのなかで養育者が肯定的に受け止められている場面からヒントを得て，養育者，活動，子どもへの働きかけ（手段・方法）を記載する．作業療法士はこれらの方法で図12-b を例としてデモンストレーションを行い，養育者に説明し，自信をもっていただいてから日々の育児の場面に活かしてもらうようにする．

目標2) の目的1と2は，地域の保育園と療育センター内での保育場面で，子ども集団，援助する保育士，活動の関係を手段・方法とする．このような場合は，作業療法士が保育園に訪問するほうがよいが，制約がある場合は，地域の保育園での様子のビデオで評価を進め，養育者を通じて保育士に伝えていただき，さらに実施場面の様子をビデオに撮っていただくというビデオ交換日記なども有効な手段である．提案した手段・方法で期待する養育者と子どもの姿が実現したら，成果があったと考える．

2 ADL 支援（図16）

　基本的 ADL が家庭でできても，環境が変わることによってできないこともある．また，手段的 ADL や地域 ADL のためには人的支援が不可欠である．そのためにも地域での相互援助の体制を生活の地図によって概観しながら作業療法（ADL 支援）計画を立てることが重要である．また同時に，効果や成果をあげるために目標に沿った詳細な評価が支援と並行して行われる．詳細な評価は子ども自身と ADL の交互作用を心身機能・身体構造障害，活動制限に限局して実施していく．その評価プロセスに子どもの活動能力を高めていくための技術が隠されている．そのため評価からも技術の根拠がみえてくるものでなくてはならない（図16）．個別支援計画で作業療法の目標が明確になる．例えば「学校で体育の時間にもっと早く，ズボンを脱げるように」が脳性麻痺をもつ男児の目標となったとする．次いで，作業療法士は目標が達成できるための妥当な目的と手段と方法を決めるために詳細な評価を進めていく（図3，⑦）．まず，動作の工程に沿って観察をして動作分析を実施する．到達レベルを簡単に〇（できる），△（介助ありでできる），×（できない）で示す．この記載は介入後の成果をみるのに役立つ．

　次に，△がついた動作を他の心身機能・身体構造障害，活動制限の視点から解釈を加える．どのような身体的要素を手段・方法として，子どもに運動，動作の感覚-運動経験として学習してもらうのか，ズボンを脱ぐ環境を工夫するのかを検討しながら，目的を設定する．次に実際の体育の時間で成果を示すための目標②を定める．生活の地図に示したように，地域の小学校の教室にはマットがなく椅子に座ったままで，一側の股関節と膝関節を屈曲保持しながら，片手でズボンを足から脱いでいる．そのため非常に時間を要している．目標1で壁にもたれながら両手を使用し，片方の臀部を浮かす時には，もう一側の手で瞬間的に支えることを学習した効果を，目標2において，地域の小学校の体育の時間で行えるようにする．そのため本人に，教室の後ろにマットを置いて，そこで着がえることの同意を得たのちに，作業療法目標1のプログラムは療育センターの作業療法で実施された内容を1カ月間（計4回）実施し，作業療法の効果を示す．学校では，担任の先生に見守っていただき，作業療法計画による成果を確認していただく．そして，本人が早くできたという主観的感想も合わせて，本人，家族，学校の先生と効果と成果を確認し合うことが大切である．

　以上のような作業療法計画立案は，経験豊かな作業療法士なら図に示さなくても評価の時点で計画が立案される．しかし，「生活の地図」から子どもの生活を概観してより成果につながる作業療法を実践していただきたいので，本章でまとめることにした．発達障害をもつ子どもと成人の真のニーズを明確にする評価と作業療法計画は，［実践編］にて詳細に示している．

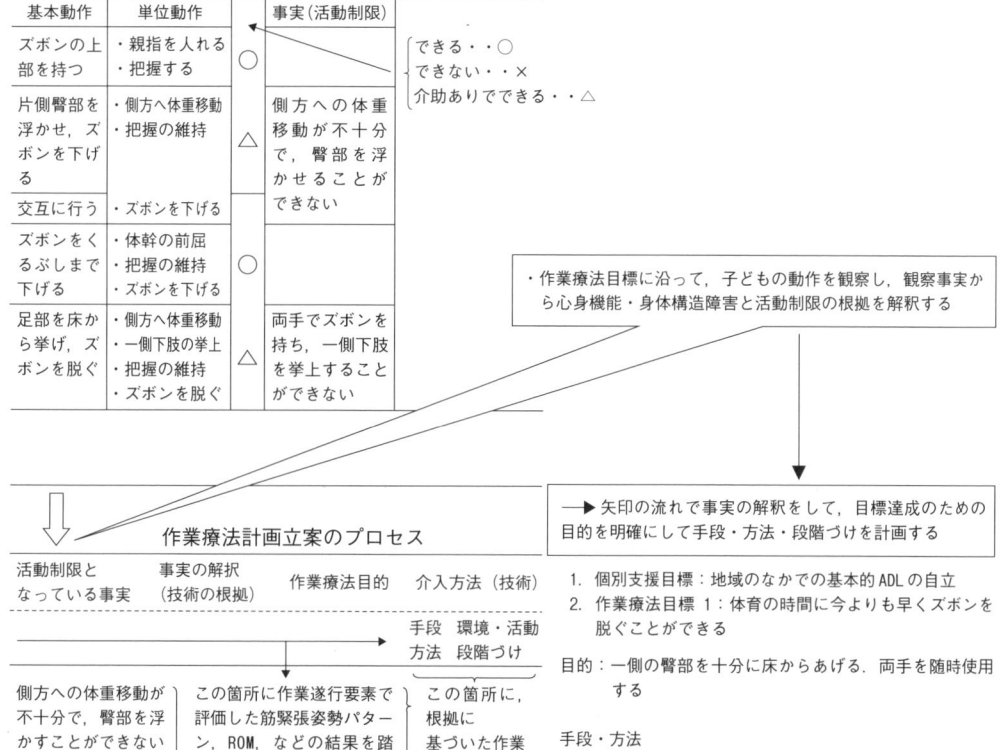

ズボンの脱衣・動作分析と観察事実

基本動作	単位動作	事実（活動制限）	
ズボンの上部を持つ	・親指を入れる ・把握する	○	
片側臀部を浮かせ，ズボンを下げる	・側方へ体重移動 ・把握の維持	△	側方への体重移動が不十分で，臀部を浮かせることができない
交互に行う	・ズボンを下げる		
ズボンをくるぶしまで下げる	・体幹の前屈 ・把握の維持 ・ズボンを下げる	○	
足部を床から挙げ，ズボンを脱ぐ	・側方へ体重移動 ・一側下肢の挙上 ・把握の維持 ・ズボンを脱ぐ	△	両手でズボンを持ち，一側下肢を挙上することができない

できる‥○
できない‥×
介助ありでできる‥△

・作業療法目標に沿って，子どもの動作を観察し，観察事実から心身機能・身体構造障害と活動制限の根拠を解釈する

→ 矢印の流れで事実の解釈をして，目標達成のための目的を明確にして手段・方法・段階づけを計画する

作業療法計画立案のプロセス

活動制限となっている事実	事実の解釈（技術の根拠）	作業療法目的	介入方法（技術）
側方への体重移動が不十分で，臀部を浮かすことができない	この箇所に作業遂行要素で評価した筋緊張姿勢パターン，ROM，などの結果を踏まえた解釈（統合と解釈＝根拠）が記載される		手段　環境・活動 方法　段階づけ
両手でズボンを握り一側下肢を挙上することができない			この箇所に，根拠に基づいた作業療法計画

1. 側方へ一側上肢を支持させ，同側坐骨支持による座位の安定

1. 個別支援目標：地域のなかでの基本的ADLの自立
2. 作業療法目標1：体育の時間に今よりも早くズボンを脱ぐことができる

目的：一側の臀部を十分に床からあげる．両手を随時使用する

手段・方法
・生活空間での壁を利用して，後方へのバランスを補う
・一側の臀部を床からあげて，もう一側の上肢で支える

期待する子どもの姿
・ズボンの後方上部を把握して，両側臀部までおろす
・素早く一側で支えて，もう一側の臀部を床からあげる

生活の地図

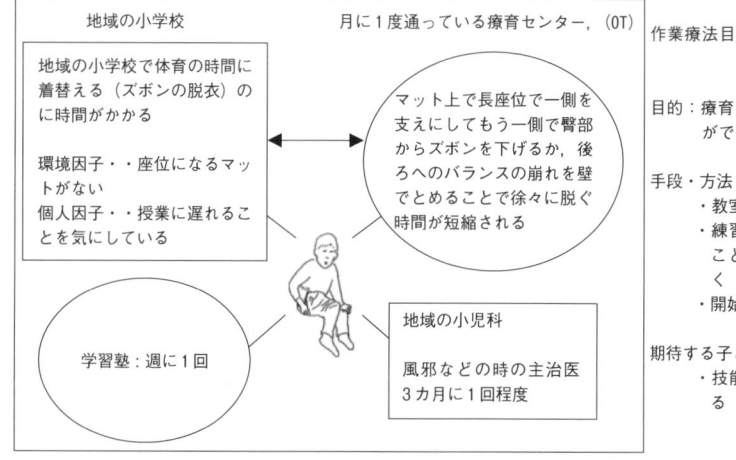

地域の小学校
- 地域の小学校で体育の時間に着替える（ズボンの脱衣）のに時間がかかる
- 環境因子‥座位になるマットがない
- 個人因子‥授業に遅れることを気にしている

月に1度通っている療育センター，(OT)
- マット上で長座位で一側を支えにしてもう一側で臀部からズボンを下げるか，後ろへのバランスの崩れを壁でとめることで徐々に脱ぐ時間が短縮される

学習塾：週に1回

地域の小児科
- 風邪などの時の主治医 3カ月に1回程度

作業療法目標2：目標1の成果を小学校で発揮することができる

目的：療育センターで学習した技能を示すことができる

手段・方法
・教室の壁側の後ろにマットを敷く
・練習開始当初は，体育の時間に遅れることを本人，教師との間で同意しておく
・開始1週間は教師がそばで応援する

期待する子どもの姿
・技能を示し，達成感を示すことができる

図16　心身機能障害と活動制限に限局した評価と作業療法計画：脳性麻痺をもつ男児のADL支援

文　献

1) 障害者福祉研究会：支援費制度 Q&A．中央法規出版，pp 103-123，2003
2) 真城知己：特別な教育的ニーズ論．文理閣，pp 50-81，2003
3) 氏森英亜，宮崎　眞：特別支援教育入門．川島書店，pp 3-10，2006
4) WHO：国際生活機能分類―国際障害分類改訂版―．中央法規出版，pp 3-23，2002
5) 河東田博，中園康夫：知的障害者の「生活の質」に関する日瑞比較研究．海声社，pp 3-36，1999
6) 京極高宣(編)：現代福祉レキシコン．雄山閣出版，p 380，1998
7) 独立行政法人国立特殊教育総合研究所，WHO（編著）：ICF 活用の試み．ジアース教育新社，pp 6-74，2005
8) 「個別教育・援助プラン」安田生命社会事業団，pp 17-39，2000
9) 今川忠男：発達障害児の新しい療育．三輪書店，pp 2-25，2000
10) 辛島千恵子，生田宗博：親と子の発達とホームプログラム．OT ジャーナル　35：382-388，2000
11) 辛島千恵子：自立生活を支える個別支援．OT ジャーナル　38：361-366，2004
12) カレル・ジャーメン，アレックス・ギッタメン：エコロジカルソーシャルワーク．学苑社，pp 101-126，1992
13) ことばと保育を考える会（編著），滝沢武久（監）：0歳からのことば育てと子どもの自立．合同出版，p 103，105，2005
14) 山根希代子，他：広島市こども療育センター，肢体不自由児通園施設　二葉園資料．2002
15) 氏家達夫：親になるプロセス．金子書房 pp 12-245，1996

参考文献

1) P.A.アリバート，A.C.トルートマン，佐久間徹，他：はじめての応用行動分析．二瓶社，pp 63-64，2003
2) 辛島千恵子：小児期の作業療法評価とICF．なにわ　17(2)：2-7，2004
3) 辛島千恵子，加藤哲也，安本大樹：行動分析に基づいた摂食指導．OT ジャーナル　29：437-442，1995
4) 辛島千恵子，野村忠雄：精神遅滞児のセルフケアに対する作業療法．OT ジャーナル　24：408-413，1990
5) 「療育のまとめ」広島市こども療育センター，肢体不自由児通園施設　二葉園，2004

第4章 基本的ADL 失敗しない子育て支援, ADL支援

1. 作業療法計画と治療理論

　この章は若い作業療法士の方や発達の専門病院以外で働く作業療法士の方に特に読んでいただきたい章である．ぜひ学生時代の小児科学，整形外科学，運動学，運動学実習，基礎作業学，作業分析学に類する資料を紐解きながら読み進めていただければと思う．そして，もちろん発達障害評価学実習，発達障害治療学，発達障害治療学実習も準備していただきたい．まだまだ発達障害の領域は特別な理論に基づく技術が中心で，それを習得しないと作業療法が実施できないのではないか？　と考えておられる作業療法士がおられるのではないかと思う．その思いを覆して，かつ明日突然に発達障害をもつ子どもや成人の皆さんが作業療法サービスを求めてきたとしても，利用者のニーズに合ったサービスを提供することができる，技術の頁と考えていただきたい．「失敗しない…」という題はちょっと安易な技術のように印象づけられるかもしれない．しかし，筆者は「発達障害に限らず，作業療法サービスを求めてくる利用者への支援は失敗してはならない．利用者が満足のいくサービスを提供することが必要である」ことを強調したいために「失敗してはいけない，そのために必要な技術の源」を抽出したものを提示したいと考えている．

1 子育て支援，ADL支援の基礎となる作業療法の実践理論の紹介

　筆者が発達障害の領域で働き始めたのは30年前である．その時代から脳性麻痺を中心とした中枢性の発達障害をもつ子どものADL訓練や家庭療育を支えてきたのは，神経発達学的アプローチである．これらの本をバイブルとして実践が展開され，子どもたちの生活に使用する機器具もこの理論に基づき援助を展開してきたように思う．しかし，運動障害をもつ子どもの活動制

限が結果として運動で遂行できないバックグラウンドは，感覚-知覚-認知の障害が基礎となることも多いことが臨床的に明確になってきた．また，基本的ADLや手段的ADL，地域日常生活活動の遂行にあたって不器用さが目立つ発達性協調運動障害や自閉性障害，ADHDをもつ子どもたちに対しては，感覚統合理論に基づく作業療法が展開されてきた．この頃，筆者は，重度重複障害をもつ子どもたちの子育て支援やADL支援に応用分析理論[1]に基づく働きかけで一定の成果をあげてきた．

しかし，多様な臨床像を示し，生活のなかで多様なニーズをもつ発達障害をもつ子どものための子育て支援，ADL支援としてまとめあげられた書籍は不思議なくらい少なかった．そのなかでは初版が1970年のNancie R.Finnie[2]の著書である『脳性まひ児の家庭療育』を経て，2000年には，今川忠男[3]氏が社会モデルと医学モデルを統合して療育への思いと実践をまとめられた『発達障害児の新しい療育』が療法士のための新しい子育て支援，ADL支援の方向性を示したといえる．また教科書ではあるが2001年に岩崎清隆氏と岸本光夫[4]氏が執筆された『発達障害と作業療法—実践編』は具体的でわかりやすく，その実践方法を示している．

2 失敗しない子育て支援，ADL支援の基礎となる作業療法計画と治療理論

従来，治療理論は，各理論を大項目としてそれらの説明を述べていくのがスタンダードである．しかしあえて「失敗できない…」と強調した理由がある．治療理論の列挙から始めるのではなく，作業療法計画の目標に対する介入方法を示すなかで，基礎的技術を支える治療理論を理解していただきたいと考える．ここで強調しておきたいのは，ここに挙げる治療理論に基づく作業療法は，すべて子どもが養育者と環境に対して主体的にかかわるための手段・方法にすぎないということである．また，治療理論を項目別で整理されたものは発達障害の教科書をご参考にしていただきたい．

1）脳性麻痺をもつ子どもの作業療法計画と治療理論 (図1)

年齢3歳の脳性麻痺の痙直型四肢麻痺の男児．個別支援計画の目標は子育て支援．なかでも①保育のなかで子どもの自発性を高めて養育者に子どものできることをもっと知っていただく．②毎日の抱っこでの食事を楽しく，楽に，ということを目標に期間は半年とした．そのため現在の食事を再度見直し，養育者と子どもの楽しいコミュニケーションの場として食事を位置づけて支援することになった．作業療法では特に②の個別支援目標に沿って，計画を立案した．

作業療法の目標1）介助に応えやすい抱っこを提案することを目標として，目的を養育者の顔や衣服に触れることができるくらいリラックスした状態を準備するとした．リラックスした状態をつくることで，子ども自身の育ちが表われる行動を明確にする必要がある．からだのリラックスを促すのが目的ではなく，からだがリラックスすることで子ども自身と外界との交互作用を促すことが目的である．つまり，その行為の育ちを養育者が確認して快情動の交流が生じることで

1. 個別支援目標：抱っこでの食事を楽しく，リラックスしてできる
2. 作業療法目標　1) 介助に応えやすい抱っこの提案
　　　　　　　　2) スプーンが近づく時の全身の緊張を抑え，口を楽に開口できる

☆ 養育者と子どもの交互コミュニケーション発達理論
○ 神経発達理論
□ 感覚統合理論
△ 応用行動分析理論

目標1) 養育者の働きかけに応えやすい抱っこの提案
目的　養育者の顔や衣服に触れることができるくらいのリラックス状態を準備する

手段・方法：
　①普段の抱き方を養育者にデモンストレーションしてもらう
　②図2のように養育者のからだの位置をゆっくりと変える○
　③②を養育者自身ができるように練習する△
　④②の姿勢で子どもの好きなリボン付きブラウスのリボンに触れさせてあげる

期待する養育者と子どもの姿
　①図4のように抱かれることで子ども自身がリボンに手を伸ばして遊ぶことができる○
　・抱っこによって外界，養育者と触れ合うことを学習する△
　・上肢がreachしやすくなることで成功体験が新たな姿勢で可能となる
　②食事前の余裕のある時に家でこのようなかかわりができる
　③手を伸ばしてくることで養育者と子どもの快情動の交流☆

養育者に選択してもらう

選択肢Ⅰ
　手段・方法…①～③
　期待する姿…①～③
　月3回の作業療法
　養育者の保育参加による実践

選択肢Ⅱ：手段・方法の①から②ができるまでに，月6回の作業療法
　手段・方法…①～④
　期待する姿…①～③
　月6回の作業療法

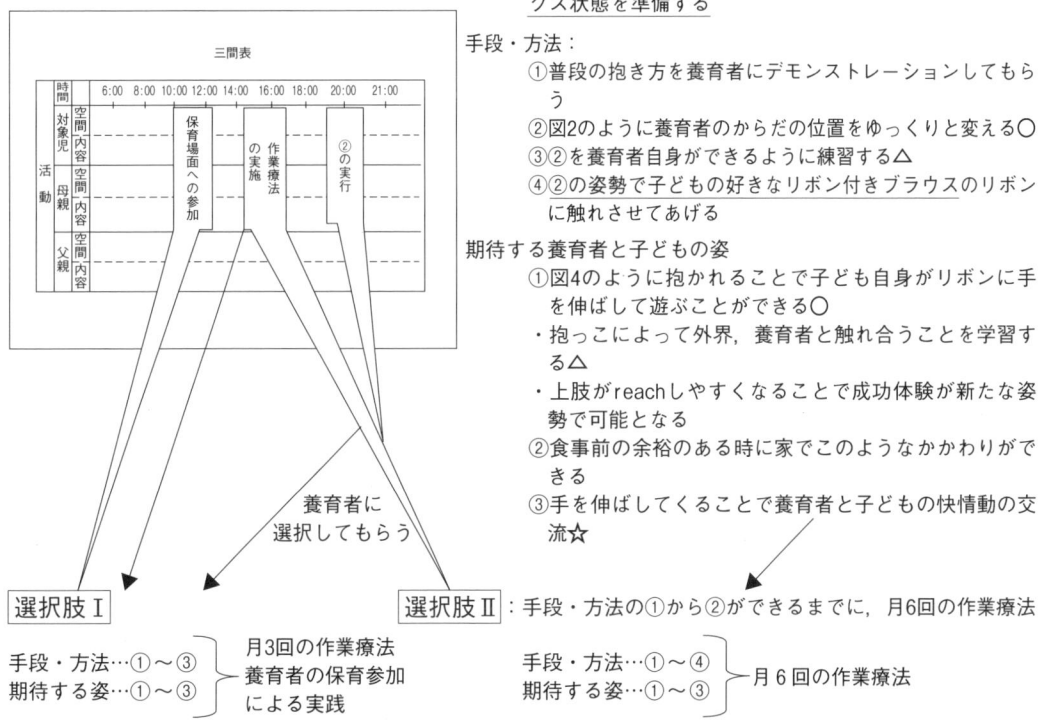

図1　ADLの基礎となる作業療法計画と治療理論(1)

リラックス状態を準備するという意味がある．

　手段・方法は，①普段の抱き方を実演してもらってから（図2），その養育者のからだの各部位を図3のように動かす．作業療法士はできるだけ養育者のからだに子どものからだを委ねながら養育者のからだを動かすことが重要である．作業療法士が実演した後に「同じようにしてください」というコメントのみでは，養育者にできるだろうか？　という不安を与えることになるので，必ず図3，4を経るように心がけてほしい．この抱っこは，頭部のコントロールが不十分であるため，頭部を支えてあげる．そして，養育者のからだに引き寄せるようにして腹部を優しく背側部にとめて上体を起こしながら，股の間に子どもの臀部を入れて股関節の屈曲姿勢を保持し，さらに，養育者のからだに近づけてしっかりと抱き寄せる．リラックスしない状態は，抱っこという空間での姿勢調整に対して，伸筋の緊張が亢進したからである．このように姿勢指導は，神経発達学的理論を基礎としている．ここで強調したいもう一つの側面は，この養育者に「お母さん，それでいいですよ，もっとお母さんのからだに近寄せてあげて，お歌を歌ってあげて」と働きか

目標2) スプーンが近づく時の全身の緊張を抑え，口を楽に開口できる
目的1　スプーンを近づけずに，子ども自身がスプーンに向かって自発的に動く
手段・方法：
　①上記の抱っこにて○
　②子どもがスプーンを長く見ていると緊張するので，子どもの側方からスプーンを見せる△
　③口の少し手前でスプーンを止めて，子どもからの動きを促す．できるようになったら徐々にスプーンを遠のけて頭部の自発性を促す△
　④一回一回誉めてあげる☆
期待する養育者と子どもの姿
　①頭部を前方へ自発的に動かす
　②誉めてあげると快情動の交流ができる
　③スプーンを遠のけても自発的に前方に頭とからだを動かそうとする

目的2　スプーンが近づいてくる刺激などにも緊張が促されないように食事の前にリラクゼーションを促す
手段・方法：
　①スプーンが近づいてくる刺激などにも緊張が促されないように，食事の前に作業療法にてリラクゼーションプログラムを実施する
　　・仰臥位で頭部の自発性を促通できるように頭部に枕を置く
　　・セラピストは下肢を屈曲位に保ち，体重を肩甲骨に移動させて仰臥位での安定性を促す○
　②ゆっくりと座位姿勢をとり，その姿勢で後ろにクッションを置いてリラックス座位を促す○
期待する養育者と子どもの姿
　①上肢で作業療法士が操作するおもちゃに手を伸ばそうとする△
　②①を繰り返し楽しむことができる
　③座位姿勢においても，おもちゃに手を伸ばすことができる

月に4回の作業療法　　　養育者に選択してもらう　　　月に8回の作業療法

図1　ADLの基礎となる作業療法計画と治療理論(2)

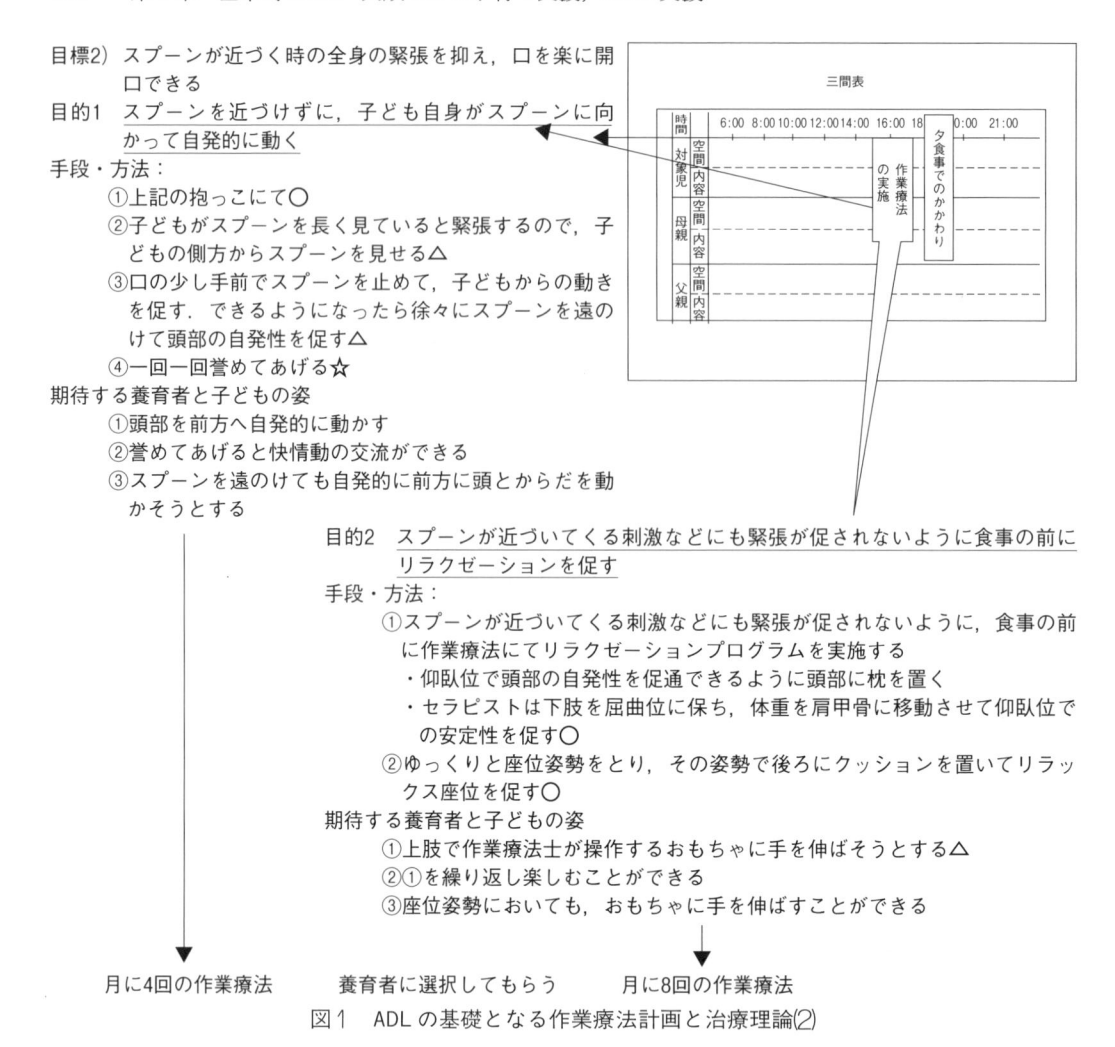

けることで養育者も子どももリラックスすることができ，さらに，子どもの姿勢はよい方向に変化することが多い．養育者が日々してあげていることをベースに専門的な働きかけをすることが，子どもと養育者の日々の交互作用を尊重して働きかけることであり，かつ日常の子育て支援に役立つことと思う．

　次にこのような抱っこ姿勢で子どもが外界に対して起こす目的行動を促す遊びを導入することが大切である．外界へ関心を寄せて目的をもって reach する活動こそが応用行動分析理論のオペラント行動である．このように姿勢指導は神経発達学的理論[5]をベースとするが，その姿勢指導によって得られる子どもが外界とかかわる力は，オペラント行動で客観的にとらえていることに作業療法士は気づいていただきたいのである．養育者のリボンの揺れ方，方向によって子どもは感心を示し，手を伸ばす行動が強化され，促されていることになる．応用行動分析理論も活用されているのである．そして，子どもの手を伸ばすというオペラント行動[1]が促されていることを養育者が喜び，その感情が子どもに伝わり快情動の交流となり（養育者と子どもの交互コミュ

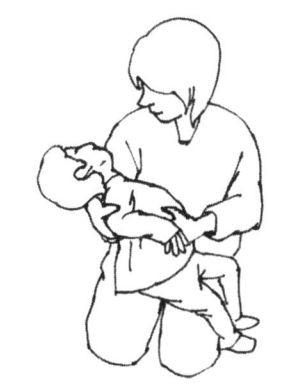

図2 反り返っているようす

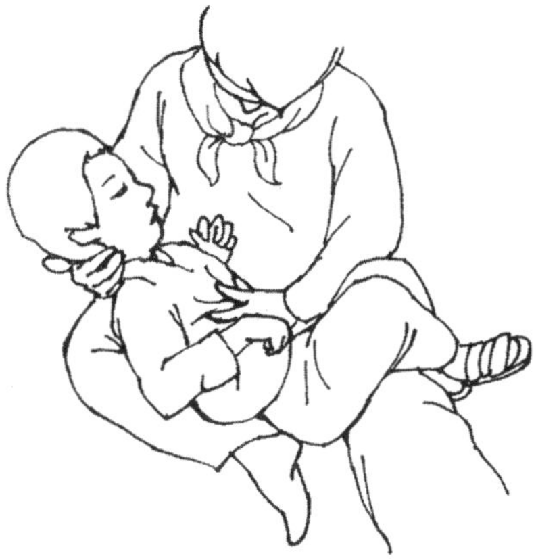

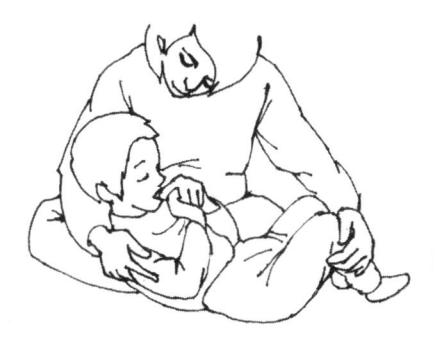

図4 養育者のからだに引き寄せるようにして腹部を優しく背側方向に止めて上体を起こしながら，両脚の間に子どもの臀部を入れて股関節の屈曲姿勢を保持する．さらに，養育者のからだに近づけてしっかりと抱き寄せる

図3 作業療法士は後方から養育者のからだを動かしながら，養育者の右前腕部を子どもの頭部へと誘導する

ニケーション発達理論），いっそう子どもの手を伸ばす活動が促される結果となる．これらの期待する姿を導くためにいくつかの手段・方法がある．期待する姿①～③の結果を出すためには手段・方法①～③（選択肢Ⅰ）と手段・方法①～④（選択肢Ⅱ）を養育者に選択してもらえるように提示する．選択肢Ⅰは選択肢Ⅱに比べて作業療法のサービスは少ないが，養育者が保育に参加するなかで子どものオペラント行動を促し，快情動の交流の場をつくることになるので，「三間表」にある午前10時から午後12時過ぎまでの時間の制約は免れない．どちらを選択しても，個別支援計画による作業療法の目標は達成されることになる．

　作業療法サービスの提示にあたって，養育者と子どもの日々の生活にどのような時間的な制約を与えることになるかということを三間表に常に提示しながら，サービスと同時に時間制約が生じることもお互いに確認し合うことが大切である．

　作業療法サービスの質は変わらず量（回数）が減ることは，今後，作業療法士の技術を磨くうえで必要なことである．しかし，乳幼児期の養育者は利用負担があっても，質，量ともに必要と感じる方もおられるために，どのような要望にも合わせられるようにサービスを準備することが大切である．次に作業療法の目標2）スプーンが近づく時の全身の緊張を抑え，口を楽に開口できる，に対して目的1─スプーンを近づけずに，子ども自身がスプーンに向かって自発的に動く，と目的2─スプーンが近づいてくる刺激などにも緊張が促されないように食事の前にリラクゼーションプログラムを実施する，というものである．目的1は食事中の働きかけで，目的2は食事前の働きかけである．期待する姿は，目的1は①頭部を前方へ自発的に動かす，②誉めてあげる

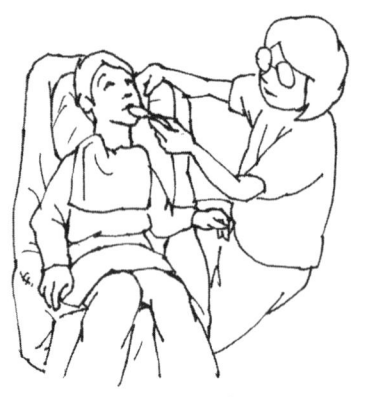

図5 前からゆっくりとスプーンが近づいてくると，その刺激を避けるように頭部と体幹を後方へ反らせて対応してしまう例

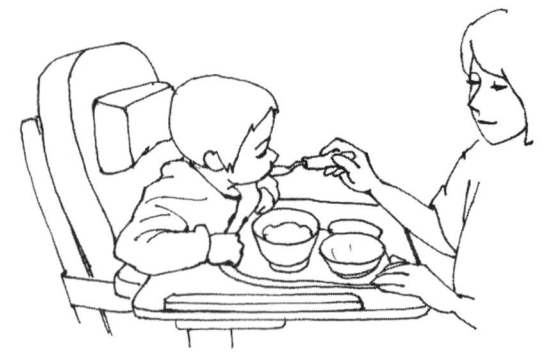

図6 口の前でスプーンを待ち，子どもから取り込みにくるのを促す例

と快情動の交流ができる，③スプーンを遠のけても自発的に前方に頭とからだを動かそうとする，という摂食行動にあらわれるものである．それに対して目的2は，①上肢で作業療法士が操作するおもちゃに手を伸ばそうとする，②①を繰り返し楽しむことができる，③座位姿勢においても，おもちゃに手を伸ばすことができる，という摂食行動に欠かせない頭部，体幹の動きの基本的な姿勢，運動への働きかけである．目的1のサービスを選択することで，作業療法は月に4回の夕食時の養育者の働きかけを日課に位置づけることが必要となる．目的2のサービスを選択すると月8回のサービスを受けることで，目的1と同じように目標2）スプーンが近づく時の全身の緊張を抑え，口を楽に開口できる，という目標が達成されることになる．目的1の手段・方法②子どもがスプーンを長く見ていると緊張するので，子どもの側方からスプーンを見せる．図5のように前からゆっくりとスプーンが近づいてくると，その刺激を避けるように頭部と体幹を後方へ反らせて対応してしまう．そのため，スプーンが目に入る時間をできるだけ短くして，かつスプーンは口の前で止めて待っていることで子どもの頭部の動きが促されやすくなるのである．これは，視覚による運動のコントロールができない子どもに対して，環境となるスプーンの側を固定して自身の運動を制御しやすくするというコントロールの方法である．もし，子どもが触覚防衛的な反応が強い場合も同じような方法をとることが多い．次に③口の前でスプーンを止めて，子どもから取り込みにくるのを促す（図6）．さらに，一定の頭部の動きが促されると自発行動をさらに高めるために，スプーンと口の距離を離して，自発動作を高めようとする．これは応用行動分析理論の技法である．目的2の手段・方法①は，普段の仰臥位の姿勢は図7のように頭部は過伸展して，情動の高まりによって左の体幹が短縮してねじれることが多い．まず図8のように両肩甲帯から頭部にかけてクッション（枕）を入れることで，後頸部筋の緊張が抑制されて自発的な頭部の正中位の動きが促される．このことでからだの正中位への視野が広がり，養育者の働きかけに応えやすくなる．次に，図9のように子どもの両下肢を屈曲させて体重を肩甲帯に移動させながら，自身の脚に触れる経験をつくる．ゆっくりと仰臥位での体重移動と上肢の抗重力屈曲活動を経験する．遊びは養育者の顔に触れたり，絵本の好きな場合は，正中線上での絵本の

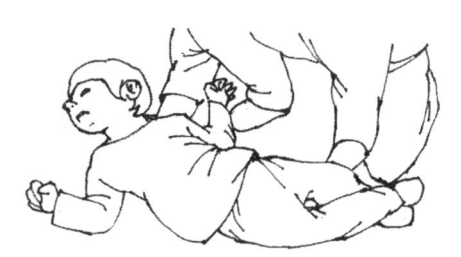

図7 頭部は過伸展して，情動の高まりによって左の体幹が短縮してねじれることが多い

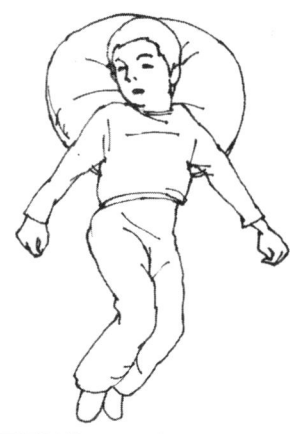

図8 両肩甲帯から頭部にかけてクッション（枕）を入れることで，後頭部筋の緊張が抑制されて自発的な頭部の正中位の動きが促される

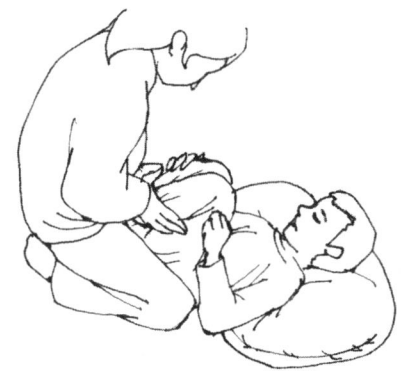

図9 子どもの両下肢を屈曲させて体重を肩甲帯に移動させながら，自身の脚に触れる経験をつくる

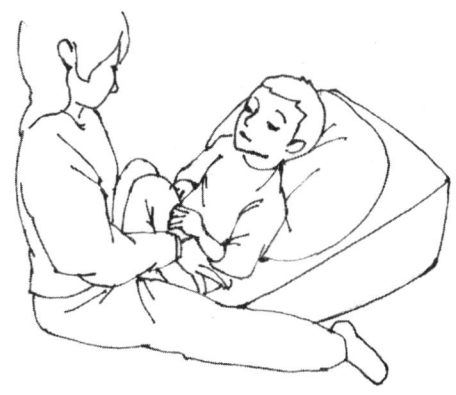

図10 クッションの下に固めのクッションを入れて，子どもの上体の角度を高くして座位姿勢へと近づける

読み聞かせなどもからだに起こる感覚-運動の経験を感じるよい遊びである．この働きかけは，姿勢指導に関しては神経発達学的理論であり，子どもが目的をもって手を伸ばすというオペラント行動を促すかかわりは，応用行動分析理論が基礎となる．十分に手段・方法①の姿勢で楽しめることを実感し，養育者と子どもの情動の交流が行われたなら（養育者と子どもの交互コミュニケーション発達理論），次に手段・方法②に進む．図10のようにクッションの下に固めのクッションを入れて，子どもの上体の角度を高くして座位姿勢へと近づける．座位姿勢では，おもちゃ（道具）を介して十分に遊びを展開する．子どもの好きな活動を養育者から聞き取ってから，作業療法場面での実施と子どもの新たな感覚-運動経験を作業療法士がつくり上げる援助が必要である．図11のようにスイッチを押しておもちゃが動きだす遊びの場合を想定した場合は，1回ごとの成功経験を援助することが必要である．はじめは，他動的にreachを介助するかスイッチの位置を工夫することで，必ずスイッチを押しておもちゃが動いて楽しい経験から，最終的には情動の交流までを援助する必要がある．この時の他動的な介助の方法には，図12のよう

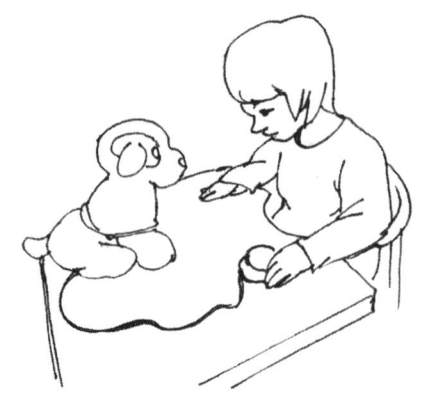

図11 スイッチを押すとおもちゃが動きだす遊び

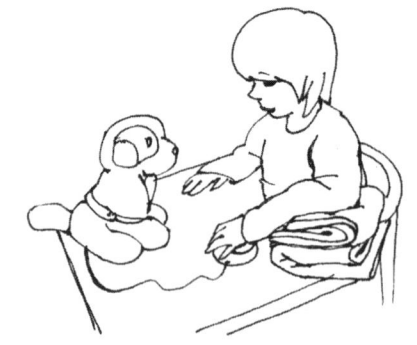

図12 肘や前腕部の下にタオルを置いて，肩関節の抗重力屈曲活動を補うことや，肘関節をテーブル上に置いて支持点をつくることで肘の伸展運動を促す

に上腕の下にタオルを置いて，肩関節の抗重力屈曲活動を補う方法や，肘関節をテーブル上に置いて支持点をつくることで肘の伸展運動を促す方法がある．これは神経発達学的理論が基礎となる．もちろん，子どもの成功経験は養育者との快情動の交流となり，さらに自発性を育み，子ども自身の育ちを支援することにつながっていく．

2）知的障害をもつ子どもの作業療法計画と治療理論 (図13)

　年齢5歳の知的障害をもつ女児．特に発達検査では言語領域が低い．個別支援計画の目標は1．療育センター内の保育集団での快情動の交流を通して，要求行動を引き出す．2．これらの要求行動が週1回の地域の保育園で活かされる（具体的には，身近にいる保育士に遊具を共有したいという要求が伝わる）．このように個別支援計画での目標に地域との連携が必要とされる場合は，「生活の地図」を利用者とともに作成して確認し合うことが重要である．本児は個別支援計画を実施する療育センター以外に，週1回の地域保育園，月2回のボランティアによる「遊びの会」と月2回の「母と子の水泳教室」に療育センターでのプログラム終了後に参加している．医療的管理は，小児科診療に関しては自宅から徒歩5分の小児科を利用している．兄弟も2名いるので，養育者は超多忙といえる．子どもが兄弟と楽しむ時間が少ないように思われる日課となっている．しかし，養育者とご家族の要望でセンターにも週4回通園している．作業療法の目標は1）固有，前庭感覚を楽しみながらひとりの保育士との快情動の交流（感覚統合理論，養育者と子どもの交互コミュニケーション発達理論），2）保育士に誘導されて集団のなかでの快情動の交流，3）集団のなかでの要求を表示する，などである．これらの3つの目標に関して目的に沿って期待する姿を挙げると，二人乗りのブランコを通して座位や立位での揺れ遊びを楽しみ，子どもからの快情動の表示をする（感覚統合理論，養育者と子どもの交互コミュニケーション発達理論）．作業療法士との2者関係での交流が楽しめたなら，次は他児が参加しても一緒に楽しめる，とした．手段・方法は図14〜18に示す．まず，座位にて十分に揺れを楽しむ（図14）．楽しさが十分定着したところで揺らすのを止めて，子どもからの要求行動を待つ（図15）．
　次に立位となってゆっくりと揺れを楽しみながら，立位のバランスを楽しむ（図16）．揺れの

1．作業療法計画と治療理論

生活の地図

- 地域の保育園
- ボランティアによる障害児の「遊びの会」
- 交換日記
- 療育センター
- 近くの小児科
- 母と子の水泳教室

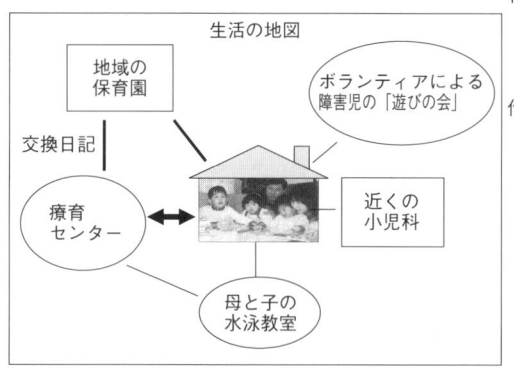

☆ 養育者と子どもの交互コミュニケーション発達理論
○ 神経発達理論
□ 感覚統合理論
△ 応用行動分析理論

個別支援目標：1. センター内の保育集団での快情動の交流を通して，要求行動を促す
2. これらの要求行動が週1回の地域の保育園で活かされる

作業療法目標　1）固有，前庭感覚を楽しみながらひとりの保育士との快情動の交流
2）保育士に誘導されて集団のなかでの快情動の交流
3）集団での固有，前庭感覚遊びを通して要求表現（大人のからだを触りにくる）を表示する
4）週1回の地域の保育園で，小グループでの保育士との快情動の交流を促す
5）保育士の促しで小集団のなかで快情動の交流を行い，要求行動を表示する

目標　1）〜3）
目的：・二人乗りのブランコを通して立位での揺れを楽しみ，作業療法士と快情動の交流ができる
・もう一度やってほしい時は作業療法士の方向を向くなど
・同じ遊具に他児が参加しても一緒に楽しめる

月8回の作業療法

手段・方法：
①座位にて十分揺れを楽しむ□☆（図14）
②楽しさが十分定着したところで揺らすのを止めて，子どもの要求行動を待つ☆（図15）
③立位にてはじめはゆっくりと徐々に速く揺らすなかで快情動の交流を行い，しっかりと保持できたら誉めてあげる□△☆（図16，17）
④他児の参加を促し，集団での快情動の交流を行うなかで，子どもの行動を待つ□☆△（図18）

月2回の作業療法

目的・地域の保育園での上記の働きかけを実施

手段・方法：
①作業療法場面をビデオにて撮影して，地域の保育園の保育士に実施してもらう□☆△
②その感想と質問をノートに記載する
③しばらくの間，養育者を通して交換日記を実施する

図13　知的障害児の作業療法計画と作業理論

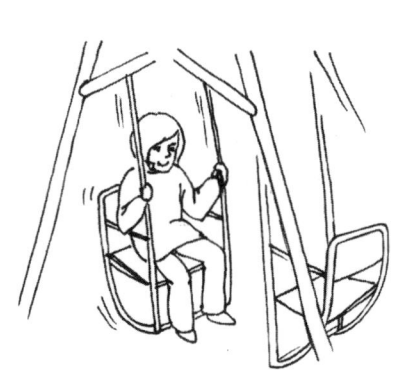

図14　座位で十分に揺れを楽しむ

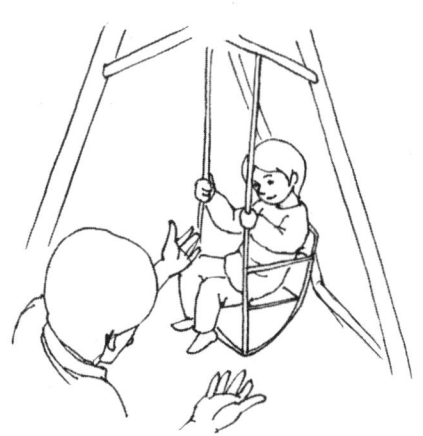

図15　時々揺れを止めて，子どもからの要求行動を待つ

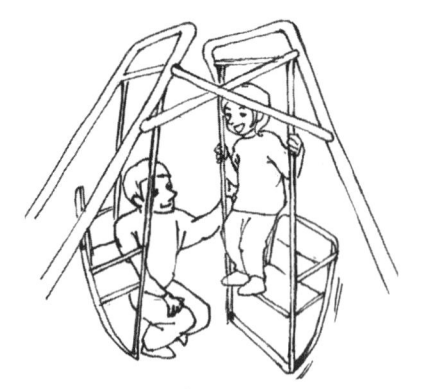

図16　二人乗りのブランコを通して立位での揺れ遊びを楽しむ

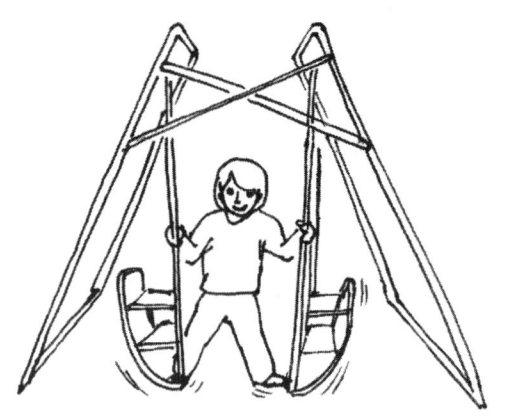

図17　立位でゆっくりと揺れを楽しみながら，立位のバランスを楽しむ

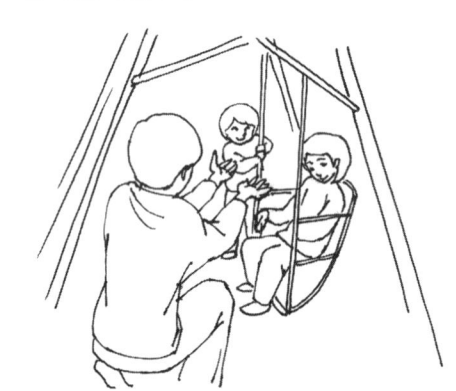

図18　他児の参加を促して，情動の交流を行い要求行動を待つ

速さに応じて自らが立位の保持と揺れを楽しむことができたなら誉めてあげて快情動を交流する（感覚統合理論，応用行動分析理論）．そして，時々揺れを止めて，子どもからの要求行動を待つ（図17），次に他児の参加を促して，情動の交流を行い要求行動を待つ（図18）．これら一連の子ども，作業療法士，仲間との交流のなかで，感覚統合理論や応用行動分析理論が手段・方法として計画され，子どもの自発性が促されながら，快情動の交流を支えている．目標4）週1回の地域の保育園で，小グループでの保育士との快情動の交流ができる，と5）地域の保育士の促しで仲間との快情動の交流ができる目標については，地域の保育園に実践の要請をお願いする．そのための手段・方法は，作業療法場面をビデオに撮影して地域の保育園の保育士に協力を依頼する．実施された内容と子どもの姿を交換ノートで交流する．できるなら保育園での様子をビデオで交換し合えると良いと考える．養育者への作業療法サービスの説明は，目標1）〜3）が月8回の作業療法で実施されて，目標が達成されたならば，目標4），5）に進み，月2回の作業療法によって地域の保育園との連携を支援することになる．このように子どもをとりまく機関や生活場面で子どもが環境に働きかける力を支援するために，積極的に他機関へ働きかけるための計画を示し，利用者にも，地域で主体的に生活するための工夫を作業療法士が中心になって提示し，支援していることを理解していただけるような作業療法計画でなくてはならない．従来もこのような地域生活のコーディネーター的役割を担っていたが，個別支援計画のなかの作業療法計画に位置づけて実践し，成果を利用者と専門家と共に確認，共有することが必要であり，個別支援計画

の妥当性を再評価会議で確認し合うことが大切である．

2. 基礎理論と技術

　ここでは，新人作業療法士の方と発達障害を専門としない作業療法士の方のために，運動障害（中枢性障害）と知的障害の特性を示す発達障害をもつ子どもへのADL支援に失敗しないための基礎理論と技術を抽出して述べる．Buchwald[6]は，主に身体障害のリハビリテーション領域のADL指導の視点を，①必要とされる基本的ADLを単純な動作に分割，②指導はこれらの動作を対象者が実行しうるように選択し，③ADLそのものはまとまったものとして現実場面で練習するとし，活動を自立して実行するための工夫（自助具）も含めている．この視点で筆者は十数年間，運動障害と知的障害をもつ子どものADL指導の基礎理論と技術について成果を示してきた．それらをまとめるとともにADL指導を通じて，子どもの自発行動（オペラント行動）を育んでいく視点をも強調してきた．

　さらに，発達障害をもつ子どもを対象とする場合は，生活場面でその活動や動作を学習する時に大切なことは，①養育者と子どもの生活場面を想定する，②養育者の育児場面から学ぶ，③基本的ADLの基礎の発達と到達点を理解することが重要となることを忘れずにこの章を読み進めていただきたい．

1 からだと環境とのより良い交互コミュニケーションを支える技術

　子育て支援とADL支援にあたっての姿勢指導は，専門書が数多く出版されているため本書では，視点を変えて子どもが環境に自らのからだで働きかける時にその様子を養育者がどのように捉えて，かつ自然に援助しているのかを観察し，その交互作用に意味をもたせて作業療法の技術を示す．

1）育児場面から学ぶ姿勢指導の意味

　生後3～4カ月の赤ちゃんがベッドで泣いている時，養育者はなぜ泣いているのか想定することができると思う．それは，この時間だったら「おしっこかな？」とか「お腹が空いてる時間かな？」と子どもが泣くことで何を知らせているのかがわかるのである．そして，ベッドに近づいてみて，赤ちゃんなりの不快の情動がからだ全体から表現されていても，驚くことなく自然に「ごめんね，お腹空いたのでしょ」といって抱きかかえる（図19，20）．つまり，泣いている姿勢には関心を寄せているのではなく，なぜ泣いているのかということに関心を示し，その原因を取り除く行為をする．そして，子どもは安堵して，健やかな表情に一変する．養育者と子どもの生活の場面を想定せずして姿勢指導は存在しないと考えるのである．特に重度の姿勢障害で脳性

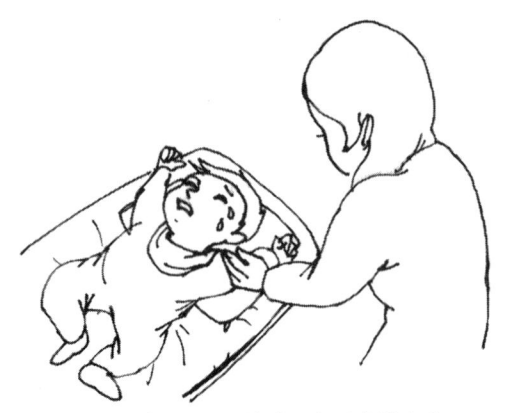

図19　赤ちゃんは泣くことで表現する　　　図20　「ごめんね，お腹空いたのでしょ」

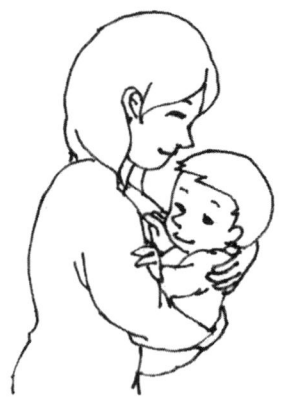

　麻痺をもつ子どもは，ことばをコミュニケーションの道具として用いることができない場合には，快，不快の情動を限られた身体表現で伝えるのである．その時に異常なパターンになるのは必然である．私たちは，そのからだを「自身のからだに引き寄せて，股関節を屈曲させて肩甲帯をプロトラクションさせながら……このように抱っこしてください」と養育者に説明することが，姿勢指導と考えてきた時期もあったのではないだろうか？　そうではなく，からだ全身から発信される不快の情動を精いっぱい受け止めるということは，子どもに十分に表示させた後や情動を弱める働きかけを行いながら抱っこをしてあげると，十分に養育者の経験のみで上手な抱っこができるかもしれない．ことばをコミュニケーションの道具として使うことができない子どもは，情動の表示を身体で表示することを理解し，運動障害が重度の子どもの環境との交互作用の支援をすることが必要である．ADLにおける姿勢とは，①ADLを遂行するための準備であり，②子どもと養育者，環境との交互作用におけるコミュニケーション手がかり（手段）である．姿勢指導とは，①ADLが遂行しやすくなるために子どもにからだ（姿勢）の調整の仕方を教えてあげる．また，道具や環境側に工夫を行ってADL遂行を手助けしてあげる．②養育者，環境との交互作用におけるコミュニケーション手かがりをより表出しやすく，かつ将来の身体的制限に結びつくことを最小限にとどめられるような表示方法を提示することである．ここでは，育児場面と子どもの自発的な遊び場面から工夫をする姿勢指導を示してみたい．

2）育児場面から学ぶ抱っこと椅子

　図21の子どもたちはとても心地よさそうに抱っこされている．この図からだけでは障害をもつ子どもなのかはわからない．しかし，専門家でなくてもSLB（short leg brase：短下肢装具）をつけている子どもを見て，運動障害を疑うことは容易である．図22ではどうだろうか．同じように抱っこでテレビを見ているが，aの子どもは両手を前に出して拍手をしながら，腰の位置がずれている．しかし，bの子どもはテレビに関心を示す様子がなく，姿勢に変化がみられない．心地よい抱っこから快の感情が表示される時に子どもたちの姿勢に変化が生じる．aの子どもは，テレビの画面からキャラクターが飛び出してくるかと楽しくなり，それを捕らえんばかりに両手

2．基礎理論と技術　117

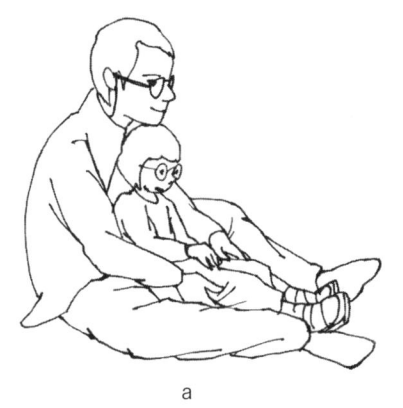

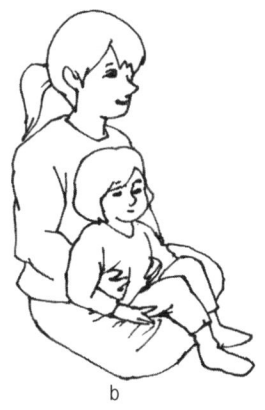

図21　心地よさそうに抱っこされている子ども
　　　a：SLBをつけた脳性麻痺児
　　　b：知的障害児

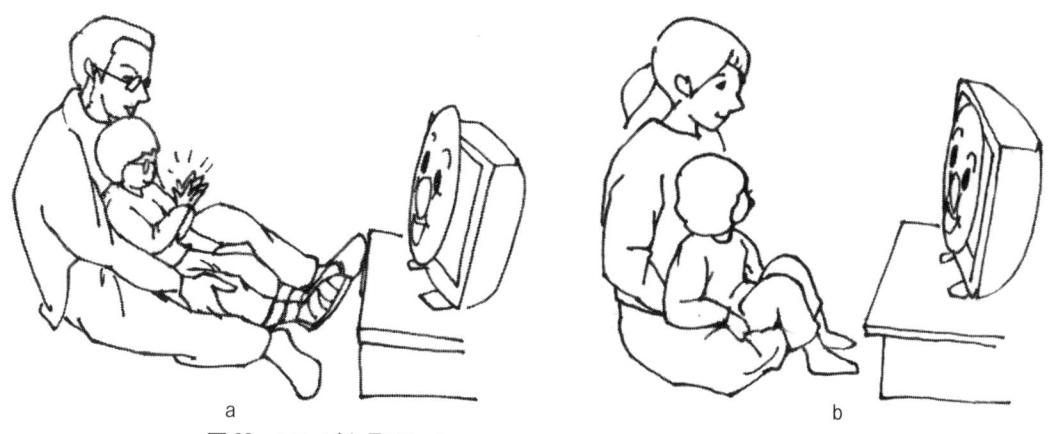

図22　テレビを見ている
　　　a：両手を前にして拍手しながら，腰の位置がずれている
　　　b：テレビには関心を示さない

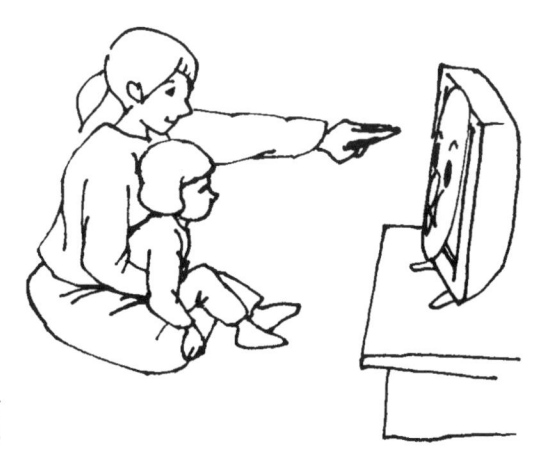

図23　「ほらほら，見て」と言って
　　　養育者自身の腰を軽く上げる

をテレビの方向へと伸ばすかもしれない．それは，「こんにちは，こっちに来て」という言語の代わりの身体表現といえる．しばらくすると，子どもはまた，養育者の抱っこに身を委ねて座る

ことができる．bの養育者はaの様子を見て「ほらほら」と言って，養育者の腰を軽く上げている様子である（図23）．子どもがテレビに関心を寄せようとしないので，無意識にテレビに近づけるように養育者のからだ（腰を浮かす）を動かしている．子どもの身体的表示を手助けしているのである．するとbの子どもは，頭を振りながら「うぉうぉー」と言って声を上げている．すると養育者は，「そうね，いいね，うれしいね」と応えている．この二組の養育者はすばらしい姿勢指導を行っているといえる．このような光景に感動し，養育者の育児の方法を認め，その光景から姿勢指導の原点を学ぶようにしたいものである．

　養育者は子どもと共に生活を営むことから，子どもの情動の表出と身体的表示を理解して，その表示がされやすいように自身のからだを子どものからだに委ねているのである．姿勢指導の原点と考える．テレビのキャラクターという環境への子どもの働きかけを手助けしている．aとbの光景をみて，作業療法士は養育者に代わるようなすばらしい椅子を提案できるだろうか．aの子どもと養育者の光景から，腰がずれることにのみ関心を寄せている作業療法士であるならば，座位保持椅子をつくる時に骨盤，股関節，足までベルトをつけてしまい，子どもの情動表現を抑制していることに気づかずにいるかもしれない．またbの様子から，子どもが頭を振ってる様子を情動行動とのみ解釈したのならば，頭を振るという情動の高まりを抑制するような椅子（例えば，背もたれを低くして頭部を振ると不安定になるようにつくり，頭部を振るのを抑制する）を提案するかもしれない．bの養育者が行ったように，子どものからだをテレビに近づけるように腰を浮かして（子どものからだを前に押しやって，半立位の姿勢を経験させてあげる），子どもがテレビとのコミュニケーションを行いやすいように，働きかけをしていることに気づくことが大切である．そして，作業療法士は静的な座位保持椅子ではなく，前方に机を置き子ども用の安全な椅子とで，子ども自身が立位を経験しながら，遊び，外界とコミュニケーションができるように家庭にある道具での工夫を提案することが大切である．図21の二組の養育者の心地よい抱っこの様子は，情動の起伏がない時に子どもが養育者に，そして，養育者が子どもにからだを委ねている交互コミュニケーションの原点であると同時に，その状態からテレビというテーマを共有し働きかける出発の姿勢でもある．

　図24の場面は生後1カ月の赤ちゃんを抱っこしている様子である．不安定な頭を優しく手で支えている．また，両手で揺りかごの篭をつくるようにして養育者のからだのぬくもりが伝わるようにしている．

　図24は子どもが養育者に，養育者が子どもに身を委ねているものである．子どもが安心して身を委ねられる椅子の原型である．図25の既製品の椅子は，歩行を始めた時期の乳幼児がよく使用する．この椅子に独歩困難な脳性麻痺をもつ子どもが座っている（図26）．そこに養育者がやって来て，手を前に出して「抱っこしてあげましょう」というと子どもは両手を前に動かそうとする．十分に伸ばすことができず，両股関節は屈曲が強まる．子どもが養育者の「抱っこしてあげる」という働きかけに対して両手を十分に前方へ伸ばすためには，体幹を前方に起こしやすくする工夫が必要であり，作業療法士が座面や背もたれに工夫をしてあげることが必要である．既製品は悪くはないが，子どもが養育者とのコミュニケーションを行うためには，十分ではない．

2．基礎理論と技術

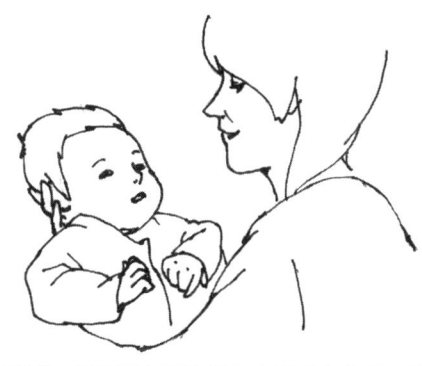

図24　不安定な頭を優しく手で支えている

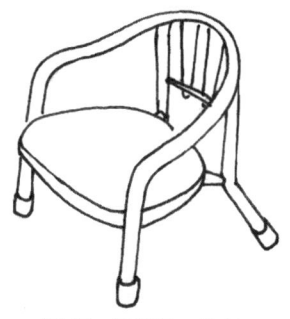

図25　既製品の椅子

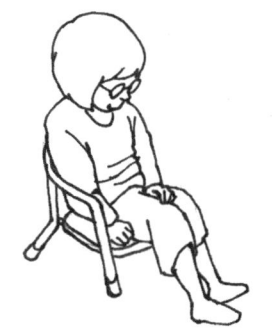

図26　既製品は悪くはないが，子どもが養育者とのコミュニケーションを行うためには，工夫がいる

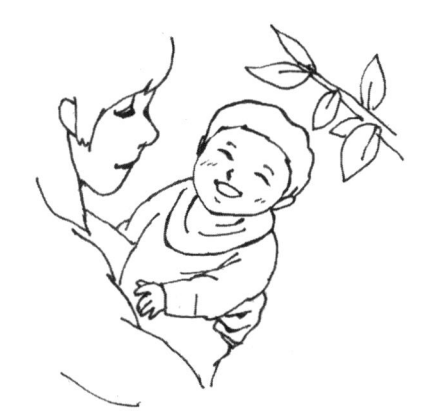

図27　前の葉っぱに気づいたので，子どものからだを起こすように働きかけている

しかし，養育者は生活のさまざまな場面の抱っこの姿勢のなかで，図27のように自然に子どもが前の葉っぱに気づいた時には，子どものからだを起こすように働きかけている．この養育者の働きかけを椅子にも工夫していく必要がある．

3）子どもの遊びから学ぶADL遂行に必要な姿勢

　脳性麻痺や知的障害により障害の程度が重度であっても軽度であっても，子どもたちは遊びが大好きである．子どもなりに工夫をしている場面が多い．また，身体障害が重度であっても，働きかけに対して応えようとしている様子からは，その身体的表示の多様さに気づくことが多い．図28は痙直型四肢麻痺の5歳の男児である．なんとか四点支持を屈曲優位の姿勢で行うことができる．移動はこの姿勢のままで前方に跳ぶように進むことができる．図29のように床にあるミニカーを発見した時にその場に止まり，座位（股関節内転・内旋位）になってミニカーで楽しんでいる．この姿勢は日常化すると股関節に良くない姿勢である．しかし，この楽しみの一瞬を奪うわけにはいかない．そこで，図30のように小さなクッションと折りたたみ式の小さなテーブルを準備する．クッションを両股関節の間に入れて膝立ちと座位の中間姿勢を準備する．そして，両手が十分にものを操作しやすいようにテーブルを前方に置くと遊びも継続し（図31），手指の痙性は高まらずにミニカーのタイヤまで指で触れて楽しむことができる．このような生活のなかでどこにでもある道具で，かつ携帯しやすい道具はADL指導にはなくてはならない．子ど

図28 痙直型四肢麻痺の5歳の男児
屈曲優位の姿勢で四点支持ができる

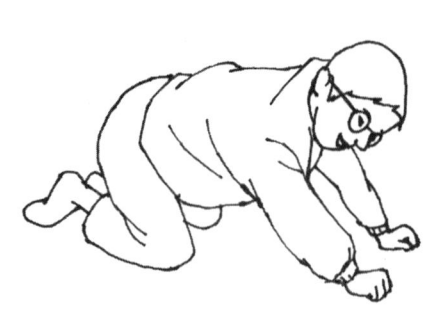

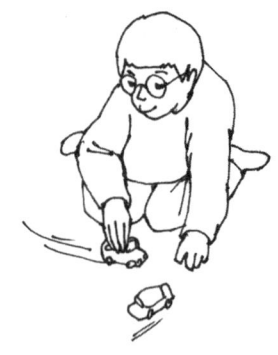

図29 座位になってミニカーで楽しんでいる

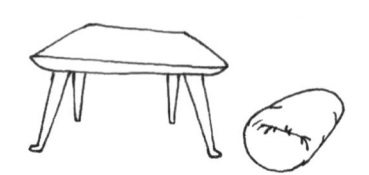

図30 小さなクッションと折りたたみ式の
小さなテーブル

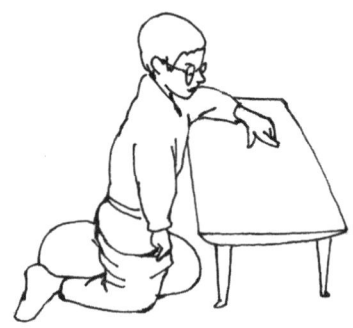

図31 遊びのなかで学んだ姿勢をズボンの脱衣
に取り入れる

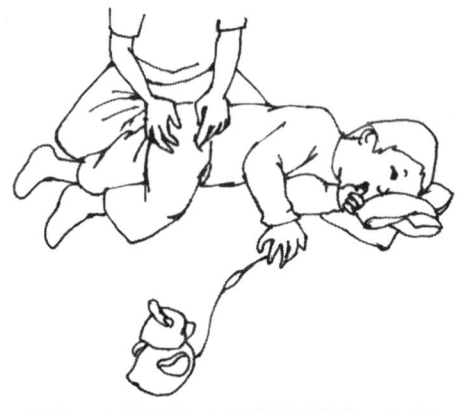

図32 身体障害と知的障害が重度の子ども
側臥位で前にある紐に手を伸ばそう
としているが，股関節の内転は強
まっていない

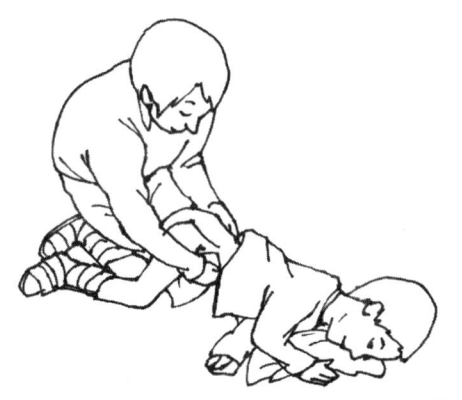

図33 背中にオムツの一部をあて，両手で整
えるようにして股にオムツを挟み込む

もの遊びを援助している姿勢の工夫を図31のようにズボンを大腿部まで下ろす時に取り入れると，子どもも遊びのなかで楽しみながら行った姿勢なので，その姿勢での成功体験と結びついて，やってみようという気持ちが育まれるかしれない．このように移動が自力でできる子どもには，生活のなかで経験している姿勢をADL支援の姿勢に取り入れることで，子どもの「やってみよう，できるかも」という心を支えながら支援ができると考える．

図32は身体障害と知的障害が重度の子どもである．側臥位で前にある紐に手を伸ばそうとし

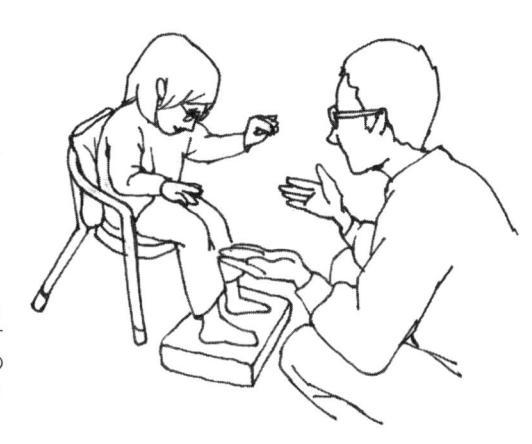

図34 背中の部分にバスタオルやクッションを1枚入れて，足置き台を準備することで，手を前に出して養育者の働きかけに応じることができるようになる

ているが，股関節の内転は強まっていない．養育者が紐を持たせてあげ喜ばせると，興奮してやや股関節の内転が強くなる．同じ子どもがオムツを交換する時に仰臥位では股関節の内転が強まっているため，紐遊びの時の側臥位を取り入れる．図33のように背中にオムツの一部をあて，両手で整えるようにして股にオムツを挟み込み，子どもには「まっすぐになりますよ」と言って仰臥位でオムツのシールを貼るようにすると，子どもも遊びのなかで経験した姿勢なので，養育者の介助に応えられるような姿勢をつくることができる．そして，オムツの交換を終えることができる．

4）姿勢と道具

　子ども自身の姿勢調整のみでなく，生活のなかにあるさまざまな道具を活用して，環境とからだでコミュニケーションする手がかりを準備してあげることが大切である．その媒体となるのが道具である．福祉機器や自助具のみでなく，家庭，またはホームセンターで簡単に入手できる道具を子どもが環境とかかわる場面に応じて，工夫してあげる．脳性麻痺をもつ子どもに前方から働きかけを行う場合は，既製品の椅子の背中の部分にバスタオルやクッションを1枚入れてあげて，図34のように足置きを常備することで，手を前に出して，養育者の働きかけに対して応じることができるようになり，泣いて「おかあさんに抱っこしてほしいけど…手がとどかないよ」といった悲しい情動の表出に至らないですむかもしれない．子どもにとっては養育者の働きかけに即座に対応できた満足感が，からだを通じて行うコミュニケーションへの自信へとつながっていく．このように，子どもと養育者の日々のからだを通じてのコミュニケーションから自然に養育者が行っている手助けの部分を道具に置き換えていくことで，道具が生活で活用されていく．また，その道具は永久的なものではなく，道具がなくてもできるようになることを子ども自身が目標にする場合もあるので，その様子を見守りながら，手がかり（道具）を増やしたり，減らしたりすることが発達障害をもつ子どもへの道具の提供では重要である．

(1) 食事

　図35は知的障害をもつ子どもである．皿からすくうことはできない．ある時，養育者が子どもの肘を台から上げて食塊に差し込みやすくしてあげると，すくうことができた．この養育者の

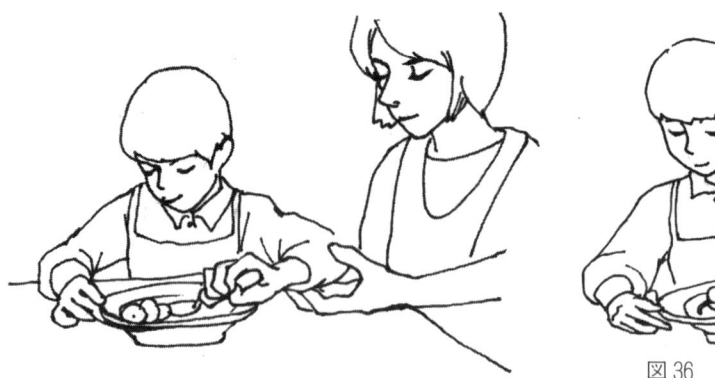

図35 介助者が肘を皿の縁の高さまで持ち上げて介助する

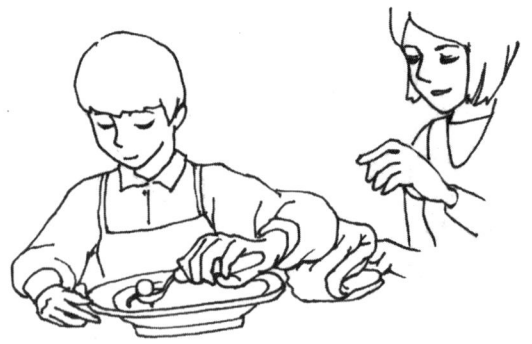

図36 介助者の介助をタオルに替える

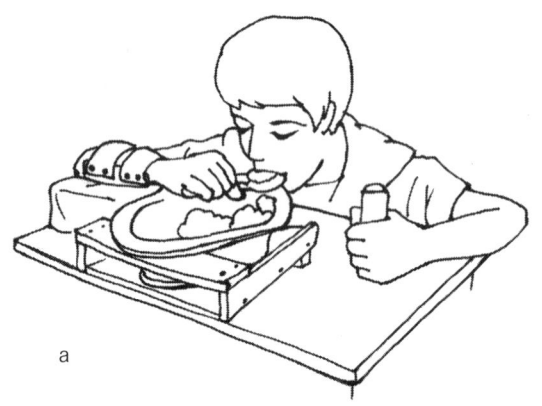

図37 テーブルと皿固定台で食事ができる
　　a：スプーンで運びやすいようにテーブルや皿固定台を口に近づける
　　b：肩関節を外転位に保持する（クッション使用）ことで，肩関節の抗重力運動を軽減させ，肘関節の屈曲運動のみで「すくう‐はこぶ」ができる

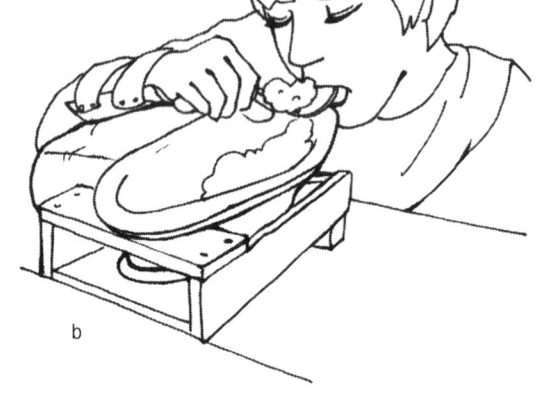

介助のように，タオルやクッションを子どもの肘の下に置くことで，すくうという動作が行いやすくなった（図36）．図37-a は無酸素脳症により重度の運動障害を示した例である．スプーンを握ることはできるが運ぶことができない．介助者の介助の動線をカタチにしたのが図37-b のテーブルと皿固定台である．

(2) 更衣動作

図38 は脳性麻痺（両麻痺）をもつ子どもが靴下を履いている様子である．右臀部で十分に体重を支えられないために，右手で支えながら，同時に左手だけで靴下を履いているので踵の部分がうまく履けないのである．そこで，子どもが右臀部で支える時は，図39 のように介助者は正座で左大腿部を子どもの左臀部の後方に，介助者の右大腿部を子どもの右大腿部に置いて，子どもが両手を使って靴下を履けるように手助けしている．これを図40 のように小さな座布団（小さなそばまくらや綿入座布団）や低反発クッションを左大腿部に子ども自身が入れることで，右臀部だけで体重を支えなくても左臀部で支えやすくする．そして左膝関節を屈曲させる．この方法は，特別な場所がなくても丸めたタオルや座布団や低反発クッションを子どもが準備すればで

2．基礎理論と技術　123

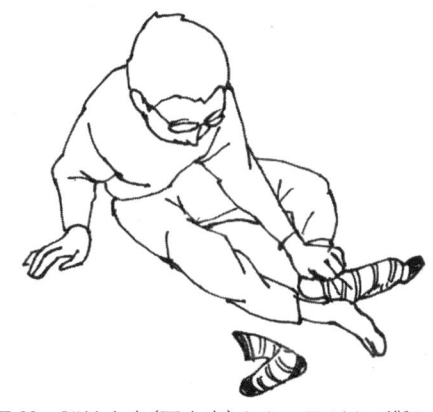

図38　脳性麻痺（両麻痺）をもつ子どもが靴下を履いている様子

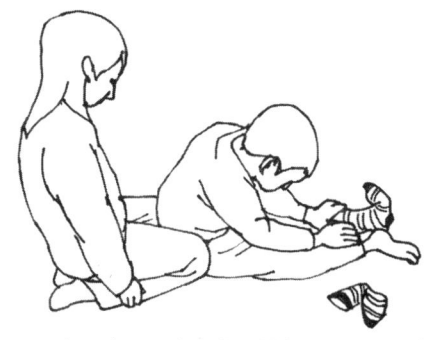

図39　介助者は正座で左大腿部を子どもの左臀部の後方に，介助者の右大腿部を子どもの右大腿部に置いて，子どもが両手を使って手助けしている

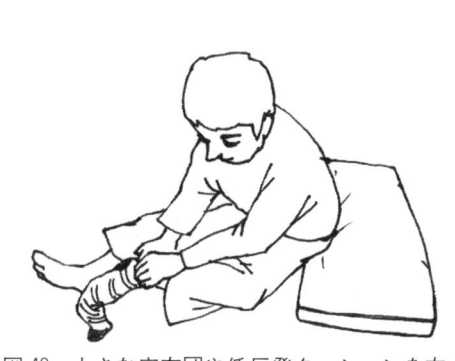

図40　小さな座布団や低反発クッションを左大腿部に子ども自身が入れることで，右臀部だけで体重を支えないで左臀部でも支えやすくする

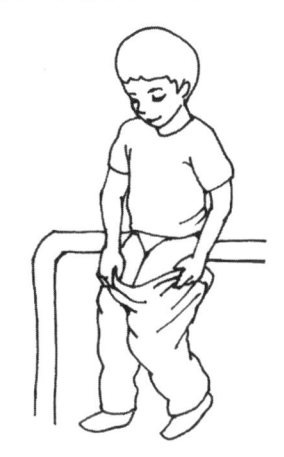

図41　歩けるが止まることが下手な知的障害をもつ子どもには，壁（場所）を利用して，立位バランスを補う工夫をする

きることが良い点である．

(3)　排泄動作

　図41は知的障害をもつ子どもである．独歩は可能であるが，止まれない．パンツを脱ぐ時に後方に養育者が立って支えてあげると，両手でパンツを脱ごうとしてくれる．この後方支えを壁や手すりに子ども自身がもたれるようにしてパンツを脱ぐように教えた例である．歩けるが止まることが下手な子どもは多く，特に静止バランスと立位を保持しながら両手で操作することが難しい場合がある．このように介助による手かがりを壁（場所）の利用に置き換えてあげる支援も重要である．

(4)　整容動作

　図42は養育者が知的障害をもつ子どもを洗面台の高さまで抱っこしている場面である．この光景からは，台を置いたら子どもがひとりで手を洗えるようになると思われる（図43）．また，十分に両手を合わせて洗えない場合は，図44のように養育者の手に子どもの手をこすり合わせて手を洗う手かがりをつけてあげる．この養育者の手の代わりに図45のようなスポンジを準備

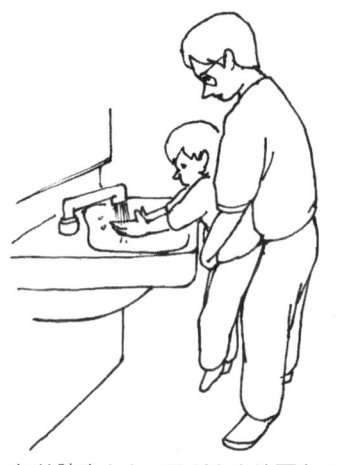

図42 知的障害をもつ子どもを洗面台の高さまで抱っこしている場面

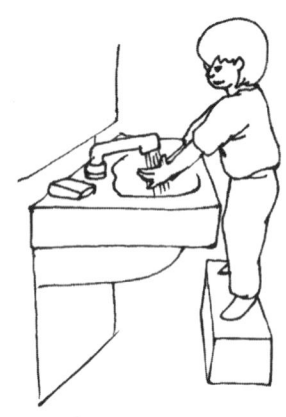

図43 台を準備することで、ひとりで手を洗う機会をつくる

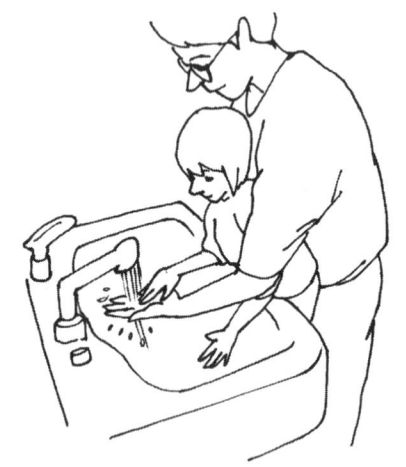

図44 両手を合わせて洗えない場合は、養育者の手に子どもの手をこすり合わせて手を洗う手がかりをつけてあげる

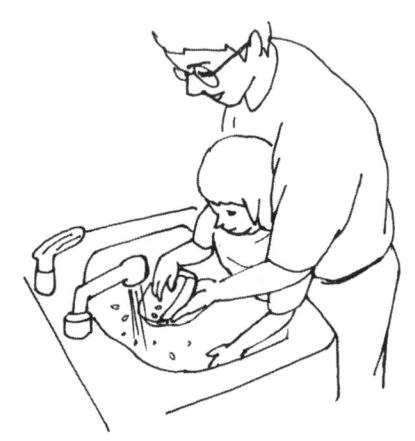

図45 大きめのスポンジを養育者の代わりの手がかりにして、両手をスポンジにこするようにして洗う

する。その大きめのスポンジが養育者の手の代わりの手がかりになって、子どもは両手をスポンジにこするようにして洗えるようになるかもしれない。そして、次のステップでは自身の片手を手がかりにして、両手をこすることを学習する。

3. 脳性麻痺と知的障害の特性と技術

　この項では、作業療法士による脳性麻痺や最重度知的障害をもつ子どもへのADL支援が充実していない時代から現在までに発表した内容をまとめる。前述したBuchwaldのADL視点から、子ども自身がADLを遂行することを目的として、その目的を達成するための手段・方法を狭義の意味での技術と仮に定義し、述べていく。

1 脳性麻痺と知的障害の特性とADL支援の原則

　脳性麻痺をもつ子どもと知的障害をもつ子どもの身体的，精神的特性については，第2章を参考にこの章を読み進めていただきたい．その特性で特にADLを遂行するうえで重要な特性を示す（図46）．

　例として，脳性麻痺をもつ子どもは痙直型と弛緩型を挙げている．痙直型の脳性麻痺をもつ子どもは，抗重力運動時や分離運動，多関節運動時に痙性が亢進しやすく，さらに連合反応が出現しやすくなるため，日常生活場面での活動が反復されるADLでは，運動や動作の緩慢さが助長される．それに対して弛緩型の脳性麻痺をもつ子どもは，抗重力運動や動作が持続しない．これらの特性からは，ADLの遂行に関しては，できるだけ抗重力運動を減らすように手がかりを工夫することが重要となる．

　また，重度，最重度の知的障害をもつ子どもの場合は，多関節運動がベースとなる複合動作や，いくつかの動作をつなぎ合わせてまとまりのある目的動作として学習することが苦手であり，基本的筋緊張は低緊張である．また，第二次性動因の発達が未熟であるため，常にADL遂行にあたって強化因子を準備する必要がある．

　このように脳性麻痺をもつ子どもは動作遂行上での問題，知的障害をもつ子どもは動作を学習するうえでの問題となる．ADL支援のための技術においては，ADLの動作遂行時に除重力運動で動作を遂行できるようにすることは，痙直型の脳性麻痺をもつ子どもだけではなく，低緊張を示す知的障害をもつ子どもにとっても適切な方法である．また，多関節運動を避ける方法も脳性

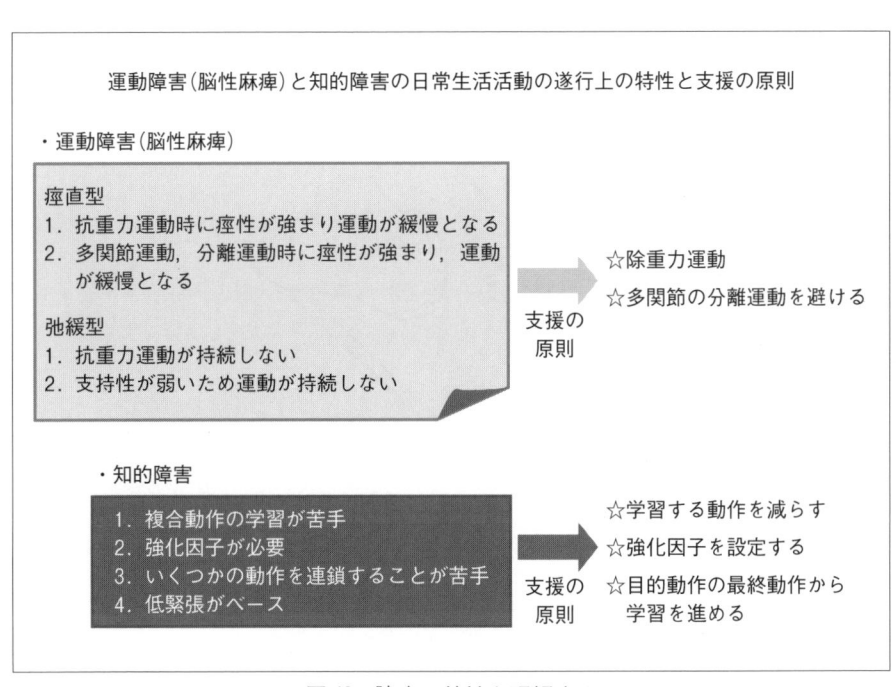

図46　障害の特性を理解する

麻痺をもつ子どもにとっては，痙性を高めず運動がスムースとなり，知的障害をもつ子どもにとっては，複合動作が少なくなることを意味しているために有効と考えられる．言い換えるならば，子ども自身が遂行する動作は，①関節の可動範囲が小さく，②単純な動作（姿勢の変換も少ない），③子ども自身が失敗せずに成功できる動作，④子ども自身が達成感や成功感を味わえるもの，⑤遂行時には誉めてあげる（子どもにあった強化因子を準備する）という原則に従って基本的ADLを動作分析して方法を考えることが必要である．

2 道具に活かされる原則

1）皿固定台とテーブル

図47は最重度知的障害をもつ子どもや痙直型四肢麻痺の脳性麻痺をもつ子どもが1つの皿からご飯をすくい，運ぶことができない場合に，この道具を用いることにより，かなりの割合で自立して食べることができるようになったものである．この道具が適応されるのは，①認知の発達レベルが，ものに手を伸ばして口までもってくる，または手で探索するといった6カ月レベル以上，②ひとりで座位が保持できなくても，座位保持椅子で座位を援助すれば前方のおもちゃに手を伸ばして口や手で探索活動を行うという発達レベルに達していることが条件となる．これらの機能により図47の道具を使用して1つの皿からご飯をすくって食べることができるようになる．では，各パーツと機能についてふれておく．

　　aとb：テーブルと皿固定台を合わせた高さが子どもの下顎より2〜3cm低いこと．その上にすくいやすい皿をのせることで，皿の縁が子どもの下顎の高さにくること．個人差はあるの

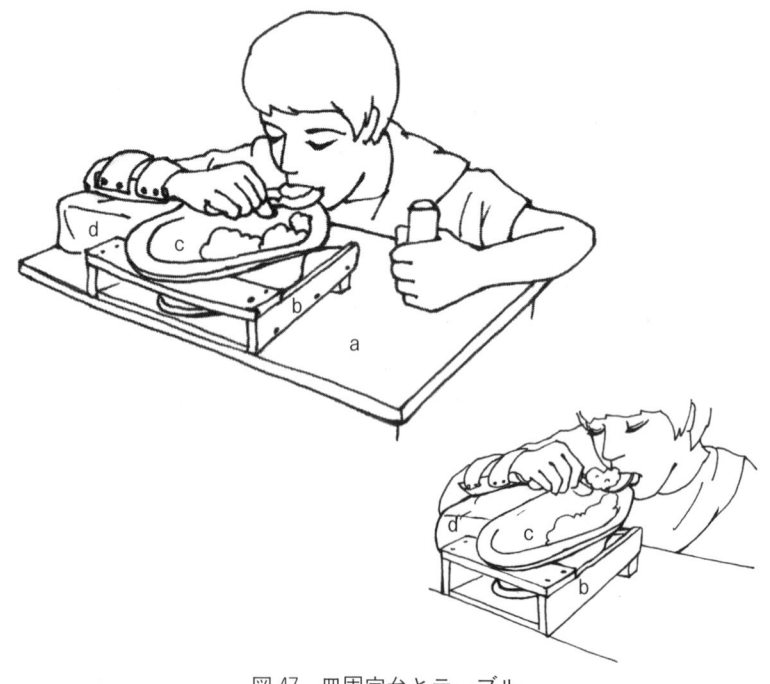

図47　皿固定台とテーブル

で，できればテーブルの高さか皿固定台の高さのどちらかが調整可能な機能にしておくとよい．
b：皿固定台はbに示すように，わずかに子どもの顔に近づくに従って高くしてあり，全体にわずかに傾斜がついている．これは，肘関節を屈曲してすくいよせるために適した角度となっている．
c：楕円形のすくいやすい皿を縦に使用する．皿の底が陥没している側が遠位にくるようにセットする．
d：前腕および肘置きクッション．bの皿固定台の少し下に位置するくらいの高さにする．前腕をのせることで，肩関節を重力に抗して外転，屈曲する運動を避けるため，はじめから肩関節の位置を外転，屈曲位に保っている（除重力運動）．

aからdの道具を使って，肩関節の抗重力外転，屈曲運動を避け，肘関節の屈曲運動のみですくえるようになる．

このような道具を利用すると，脳性麻痺をもつ子どものほうが動作を学習する期間は知的障害をもつ子どもに比べると早い．その理由は，ひとりで食べたい，食べれて嬉しいという自己の達成感や成功体験が学習の動機づけとなっているからである．最重度の知的障害の場合は個人差はあるが，練習期間を3カ月から2年レベルで設定して，無理なく生活のなかに取り入れていくようにすることが大切である．特に中等度の知的発達障害をもつ子どもの場合は，他の基本的ADLの基礎となる機能や能力を促しながら支援していくことが重要であるため，目標，目的達成の期間は個別支援計画に基づいて設定することが重要である．しかし，最重度の知的障害がある場合は，基本的ADLの基礎の発達は非常に遅いか，行動障害などとも合わさって生活全般の発達と相関しない場合が多いので，目標期間を決めて集中して支援することのほうが成果には結びつくように思われる．

3　ADLの姿勢に活かされる原則

1）後ろもたれ半立位，半膝立ち位と前もたれ姿勢

基本的ADLは子どもの立位化と独歩に伴って急速に発達するといえる．摂食以外の基本的ADLは立位の姿勢が基本であるが，立位が発達するまでの座位，膝立ち，つかまり立ち，つかまり立ちでの遊びができることが基本となる．つまり，脳性麻痺や知的障害をもつ子どもたちがなんとか立位がとれる，杖で歩行できるようになった場合でも，基本的ADLを遂行するにあたっては現在の姿勢−運動発達のレベルより一段階前のレベルで行うほうが両手の操作能力を発揮しやすい．このような正常発達の原則で述べられていることが，重心をできるだけ低く，かつ，からだを支える支持面を広くすることで，上肢の操作能力が増すという基本的ADLを遂行するための姿勢の原則と通じるものである．

図48は家庭のなかでどこにでもある椅子やテーブルの縁に子どもが臀部をあてて，立位の保持を促すものである．できるだけ立位にちかい姿勢のほうが機能的である．またこのような立位

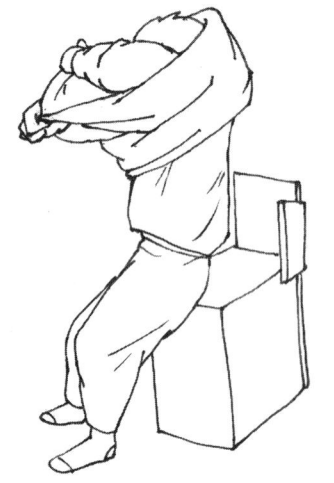

図48 椅子を臀部にあてて立位保持を促す 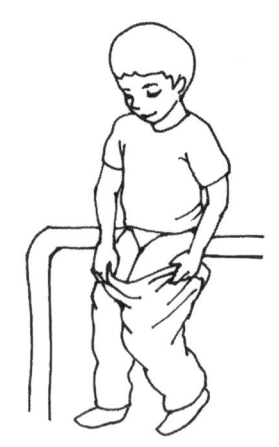　　図49 手すりなどにもたれるだけで両手が使える

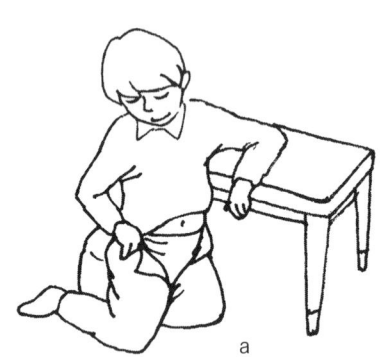

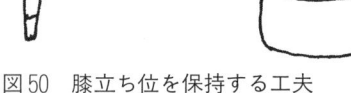

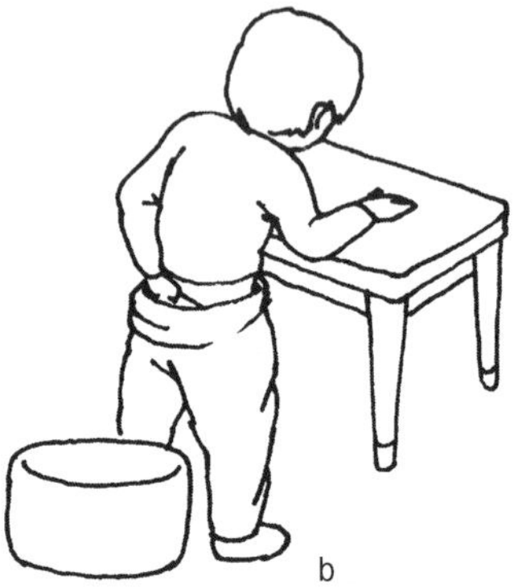

図50 膝立ち位を保持する工夫

を経験し，両手を使って基本的 ADL を遂行するようにしておけば，図49のように手すりや壁にもたれるだけで両手が使いやすくなるため，家庭だけでなく外出や旅行などにも家庭でできていることを発揮することができる．また，歩容が不安定な軽度知的障害をもつ子どもや杖歩行レベルの脳性麻痺をもつ子どもたちにも有効である．

図50 は，半膝立ちから前もたれ立位のなかでのズボンの着衣を示している．膝立ちは可能であっても，その姿勢を保持しながら両手や片手を使用することで屈曲が優位となって姿勢が崩れる場合などは，あらかじめ台を両臀部の間に置いて膝立ちにおける股関節の伸展を補うようにしてあげることでズボンの操作がしやすくなる（図50-a）．また図50-b は膝立ち位で後ろを操作する時には，前のテーブルにもたれて両手で後ろ操作を行うほうが上手にできる．これらの姿勢の工夫は，たとえ立位ができて独歩が可能であっても，操作時には重心を低くかつ支持面を広くしてあげることが，基本的 ADL の遂行には必要であることを示すものである．

4. 基本的 ADL の遂行を促すための動作分析と応用行動分析理論，交互コミュニケーションとしての姿勢とその支援

1 動作分析

　Buchwald による ADL の視点に示されている基本的 ADL を単純な動作に分割する方法は，作業療法学専攻の学生にとっては基礎専門科目や専門科目で十分に学習してきたと考えられる．ADL は，複雑な動作の組み合わせで構成されている．**表1**は，スプーン摂食という目的動作を基本動作と単位動作に分析したものである．単位動作とは，基本動作を行うために必要な運動の要素であり，動きの最小単位の動作である．この項では，摂食，更衣，排泄動作の特徴について述べ，動作分析例を示しておくので，臨床で役立てていただきたい．

1）摂食，更衣，排泄動作の特徴

　表2には各動作の特徴を示す．摂食動作は，更衣動作や排泄動作と異なり，座位が安定すれば最小の単位動作と関節運動で達成可能である．それに比べて，更衣動作や排泄動作は，単位動作が多く含まれており，各関節の十分な関節可動域が必要とされると同時に，この動作の学習には，二次性動因[7]が欠かせない．特に脳性麻痺や知的障害をもつ子どもの姿勢指導を行うにあたっての働きかけの基本を**表3**に示す．摂食指導の学習のために，適切な椅子の選択や改良は大切なことである．また，片手でスプーンや箸が操作しやすいように単位動作ごとの姿勢の工夫が必要になる．更衣動作は各姿勢でのバランスが要求され，基本動作ごとの姿勢保持と変換時の姿勢指導が大切になる．また，両手を使用し，関節を大きく動かしても安定する姿勢指導が重要である．排泄動作においては，移動，下着の操作，着座，後始末などのそれぞれの独立した目的動作を連鎖させることが難しくなる．また，各動作分析はその動作を行う姿勢によって異なる．

表1　スプーン摂食の動作分析

基本動作		単位動作
1. スプーンを握る	・スプーンまで手を伸ばす ・握る	・肘関節の伸展 ・手指の屈曲
2. スプーンを握り続ける		
3. すくう	・食塊に向かってスプーンを水平に動かす	・肩関節の水平内転 ・肘関節の屈曲
	・食塊に向かってスプーンを垂直に動かす	・肘関節の屈曲
4. 口まで運ぶ		・肘関節の屈曲
5. 取り込む		・口唇の閉じ ・肘関節の屈曲

表2 摂食・更衣・排泄動作の特徴

```
摂食動作：① 食欲があれば動作学習への意欲が出る
　　　　　② 反復動作が含まれる
　　　　　③ 座位が安定すれば最小の動きで摂食が可能

更衣動作：① 各関節の動きが大きい
　　　　　② 構成動作が多い
　　　　　③ 両手動作が多い
　　　　　④ 姿勢を保持しながらの動きが多い

排泄動作：① トイレまでの移動
　　　　　② 着座
　　　　　③ 後始末動作
　　　　　※更衣動作（ズボン，パンツの着脱）が自立し
　　　　　　ていること
```

(辛島千恵子：精神遅滞児の日常姿勢指導．日本作業療法士協会学術部（編）：作業療法マニュアル8　発達障害児の姿勢指導．日本作業療法士協会，p 27, 1996 より引用)

表3　各ADL動作における働きかけ

```
摂食動作：① 座位を安定させる
　　　　　　 座位保持椅子などの工夫
　　　　　② スプーンや箸の操作が容易になる単位動
　　　　　　 作ごとの姿勢の工夫，自助具の工夫

更衣動作：① 座位，膝立ち，立位などの姿勢保持とそ
　　　　　　 の間の姿勢変換のための工夫
　　　　　② 両手操作が行いやすい姿勢の工夫

排泄動作：① 立位での衣服操作の工夫
　　　　　② 後始末時の姿勢の工夫
```

(辛島千恵子：精神遅滞児の日常姿勢指導．日本作業療法士協会学術部（編）：作業療法マニュアル8　発達障害児の姿勢指導．日本作業療法士協会，p 28, 1996 より引用)

2 応用行動分析理論

　基本的ADLの発達に大切なのは，快情動の交流を基礎にした二次性動因（学習性）の発達である．脳性麻痺や知的障害をもつ子どもの生活や子ども集団のなかで，この二次性動因を育むことが子ども自身の育ちを支援することにつながっていく．動因とは，目的行動にかりたてる力であり，生活のあらゆる場面で子どもが環境と主体的に目的をもってかかわるための力，つまり子ども自身から沸き起こる育ちの力である．知的障害がないとしても感覚-運動経験の偏りから生じる二次性動因の弱さが，さまざまな生活場面で生じる可能性は大きく，育ちの力につながらないことが多い．
　この項では，ADL遂行場面でどのように子どもたちの二次性動因の育ちを支援するのかを，

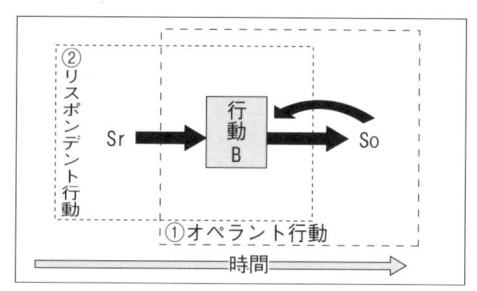

図51 行動の分析：オペラント行動とリスポンデント行動
（東　正：新版子どもの行動変容．川島書店，
p 15, 1987 より改変引用）

応用行動分析理論を手段として示していくことにする．運動障害が主の子どもであっても，作業療法計画の目的に応じて応用行動分析理論で支援方法を考えていくことが望ましい場合もある．また逆に，知的障害が主であってもADL遂行上の姿勢を考える場合には，バランス機能を促すなどの姿勢指導の視点から考えることが効果的である．

1）応用行動分析理論とは

応用行動分析理論の行動とは，「オペラント行動」のことである．オペラントとは，一言でいうならば目的的行動や意志的行動を意味する言葉である．例えば，「①テレビのスイッチを押す→画像が出る，②フラッシュが光る→目をとじる」である．これらの行動と時間との関係を図51に示す．①がオペラント行動であり，②がリスポンデント行動である．オペラント行動とは，行動が刺激に先行する（刺激が行動に随伴する＝随伴刺激），言い換えるならば，生体（子ども）が目的をもって行動を起こすことである．「何かを期待し，予期する行動」ともいえる．つまり，応用行動分析理論に基づく働きかけとは，オペラント行動を引き起こす環境や活動を予測し工夫することを通して，子どもの行動に対して適切な反応を返してあげることである．その結果，子どもの行動を変化，または新しく行動を形成していくことである．子どもが行動に駆り立てられる動因を，環境や活動を工夫することで調整し，応用して育てていくことが，応用行動分析的アプローチの目的であり，二次性動因を育てるプロセスである．

2）形成化[9]（shaping）と連鎖化[9]（chaining）

形成化とは，現在の対象児の行動レパートリーにない行動を学習するプロセスである．形成化を進めるにあたって行動を生起させるための補助的な手がかりとして，促進（prompting）がある．

①言語的促進：簡単な言語によって，行動を促すこと．②視覚的促進：ジェスチャーのことである．言語的促進と並行させて，指さしや動作を示すこと．③身体促進（他動的運動）：直接，対象者の手や肩に触れて行動を生起させる．

身体促進は，心身ともに障害が重度な場合によく用いられる方法である（図52）．促進を行うことをフェイドイン（fade in），取り除くことをフェイドアウト（fade out）という．子どもが

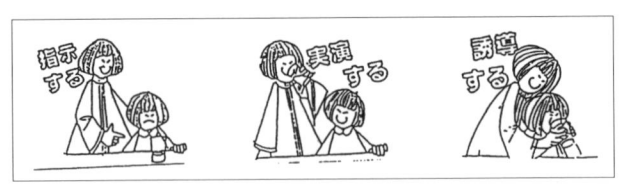

図52 形成化
(ベーカー，B.L.他：基本的な生活習慣．学苑社，p 81, 1983より引用)

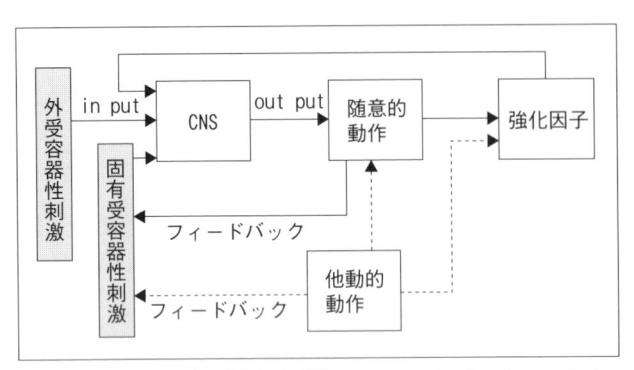

図53 他動的動作（身体促進）のフィードバックシステム
(辛島千恵子，他：行動分析に基づいた摂食指導．OTジャーナル 29：438, 1995より引用)

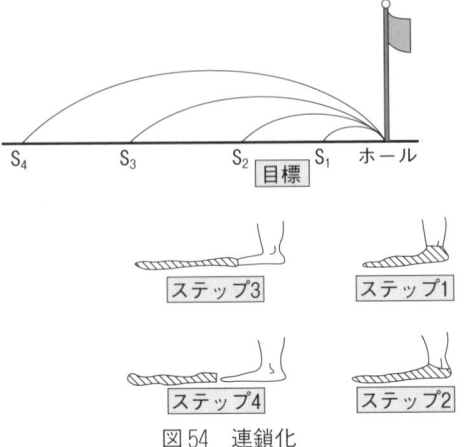

図54 連鎖化
(東 正：新版子どもの行動変容．川島書店，p 133, 145, 1987より引用)

新しい行動や動作を学習して形成していくための手続きである（fading）．この手続きのなかでも，他動的に行う動作（身体促進）は，個々の関節，筋などの固有受容器性刺激と視覚的な外受容器性刺激となって，CNS（central nervous system）にフィードバックされて促進されることである（図53）．作業療法士は，これらの外受容器性刺激や固有受容器性刺激を工夫することが大切である．また，他動的に行う動作を自助具で補い，新しい行動を早く形成することも可能である．自助具が身体促進の代用と考えるならば，おのずとその機能は子どもの発達に伴って変化していくものであり，使用する子どもの希望や参加する集団によっても，よりよいものを提供していくことが大切である．

連鎖化とは，子どもの行動のレパートリーにある単純な行動をより複雑な行動へと結合させることである．図54に示したように，ホールに近い基本動作から形成して，一つのまとまった目的動作に完成させていくプロセスをいう．靴下を履く例で，くるぶしから引っ張るだけで完成するステップから始めることは，二次性動因の発達を促す意味においても有効であり，かつ子ども自身の達成感につながるものと考える．

3）望ましい行動を強化する方法

望ましい行動を高めたり，保持する手続きである[9]．例えば，好きなものをようやく，すくって食べることができるようになった場合，その行動への動因を維持するか，さらに高めるために，しばらくは好きな食べ物で練習する．この時の好きな食べ物を強化因子という．さらにその強化

因子が子どもの動因を一定に保ち，オペラント行動を保つための価値を強化価[9]という．

4）望ましくない行動を軽減させる方法

望ましくない行動の生起を軽減，または消去する手続きである[9]．知的障害を重複している場合などは，ADL遂行上問題となる行動がしばしば発生することがある．ADL支援のなかでは，その問題となる行動に着眼するのではなく，あくまでもADLを遂行する動作や行動（望ましい行動）を強化することで，望ましくない行動が消去される場合が多い．望ましくない行動を軽減するために，叱るなどの罰は禁忌である．

3 子どもの自発性を促す姿勢

知的障害や脳性麻痺をもつ子どもたちは基本的ADLの遂行において，座位バランスや立位バランスの機能障害があるということは前章でも述べた．生活場面でADL遂行上の二次性動因を促しながら，子どもが基本動作を遂行しやすいように（外界に働きかけやすいように）生活空間を利用することは有効である．ここでは，座位や立位バランスを補う工夫の視点から姿勢へ働きかけ，姿勢指導について述べる．

脳性麻痺をもつ子どものバランス障害は，筋緊張の異常が基礎となっており，さらに動作時に連合反応の影響も受けて，関節運動が緩慢となると同時に無理な運動を継続させることで将来的にも関節可動域制限に至る．これに対して知的障害をもつ子どもは，低緊張が基礎で，バランス反応の機能のなかでも姿勢を保持する機能と外界からの働きかけに対して，反応性が鈍い．

脳性麻痺をもつ子どもの姿勢への働きかけのポイントは，①重心が低い姿勢や除重力姿勢から十分な動作の反復を通して学習する，②①の学習ができるように，身近にマットを置けるスペース，椅子，机（テーブル）や手すりなどを準備する，③姿勢変換や（姿勢変換時にバランス障害が顕著になる）複雑な動作（単位動作が多い）は最小限にする，④本人が楽に無理なく行えているか否かの判断は，連合反応の様子で判断する，などである．

知的障害をもつ子どもの姿勢への働きかけのポイントは，①重心が低い姿勢から姿勢保持を学習する，②①が学習しやすいように椅子や壁，机，手すりなどを準備する，③姿勢変換（特に正中線を越える動作など回旋運動時にバランスを保てないことが多い）や複雑な動作を連鎖させることが苦手であるため，姿勢変換を減らして簡単な動作から学習させる，④本人が学習しやすいか否かの判断は，自発性の様子で判断する，など姿勢指導に至る機能障害の原因は異なるが，子どもが動作を学習しやすくするための働きかけ（工夫）は共通する内容である．しかし，知的障害が重く，簡単な指示の理解ができないような場合は，更衣動作の支援には時期を考慮する．二次性動因の発達とともに，少なくとも簡単に指示を理解できるほどに至っていることが重要である．

以下に示す例は，生活空間の利用と生活にある道具でできる姿勢への働きかけである．

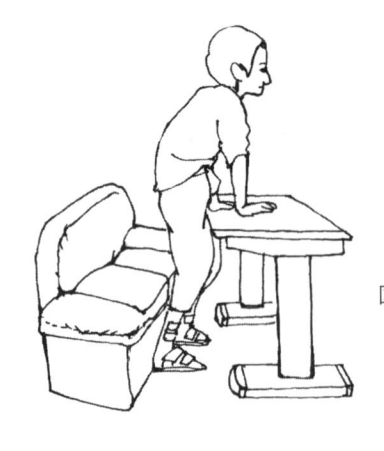

図55 テーブルや椅子に体幹を前にもたれかけて，on hands や on elbows で支えることをお勧めする．できれば背後に椅子も準備しておき，疲れたら腰かけられるように配慮する

1）立位バランスが未熟な場合の工夫

(1) ズボン着脱時の片手動作

　手すりがあれば，その利用から考える．しかし，脳性麻痺や知的障害をもつ子どもの場合は，一側で手すりを握って立位は安定するものの，もう一側での操作が反復されることで全身の屈曲が強まることが予測され，脳性麻痺をもつ子どもは，連合反応によって操作能力も緩慢になる．また知的障害をもつ子どもは，連合運動の影響で操作するほうの手も反対側と同じように，握りしめる運動が優位となる．そのため，せっかく使えるはずの手指も十分にその機能が果たせなくなる．図55のようにテーブルや椅子に体幹を前にもたれかけて，on hands や on elbows で支えることをお勧めする．できれば背後に椅子も準備しておくことで，操作中に疲れると腰かけられるように配慮しておくことが重要である．また幼児の場合は，低いテーブルを利用されるとよい．ズボン着脱の一連の姿勢と操作を図56に示す．

　また幼児は，居間のソファの背もたれや肘掛けとのコーナーを利用して行うことができる（図57）．椅子，テーブル，ソファなどは養育者が家事をする場所にあるものなので，忙しいなかでも養育者の励ましのなかで行うことができる．椅子（ソファの背もたれと肘掛けのコーナー）の利点は，①子どもが立位での動作遂行時に疲れれば，いつでも座ることができる（図58）．②ズボンの裾を通す時に，立位時に比べて支持面が広く，重心が低いために安全である．テーブル（ソファの背もたれ）の役割は，①片手を使用する時に前方へのバランスを保つ（手，肘，体幹で支える），②立位を保つための補助，などである（図56-d）．

2）座位バランスが未熟な場合の工夫

(1) ズボン着脱時の片手動作

　立位バランスが未熟な場合とは異なり，椅子座位のバランスも未熟である場合を想定する．椅子座位が危険であるため床での座位と側臥位を選択する．

　家庭の座椅子(肘掛けつき)に体幹を寄りかけることで，側方バランスを補いながら，片手動作を遂行する．または，座布団のようなものを一枚腰にあてることで，側方へのバランスの崩れに

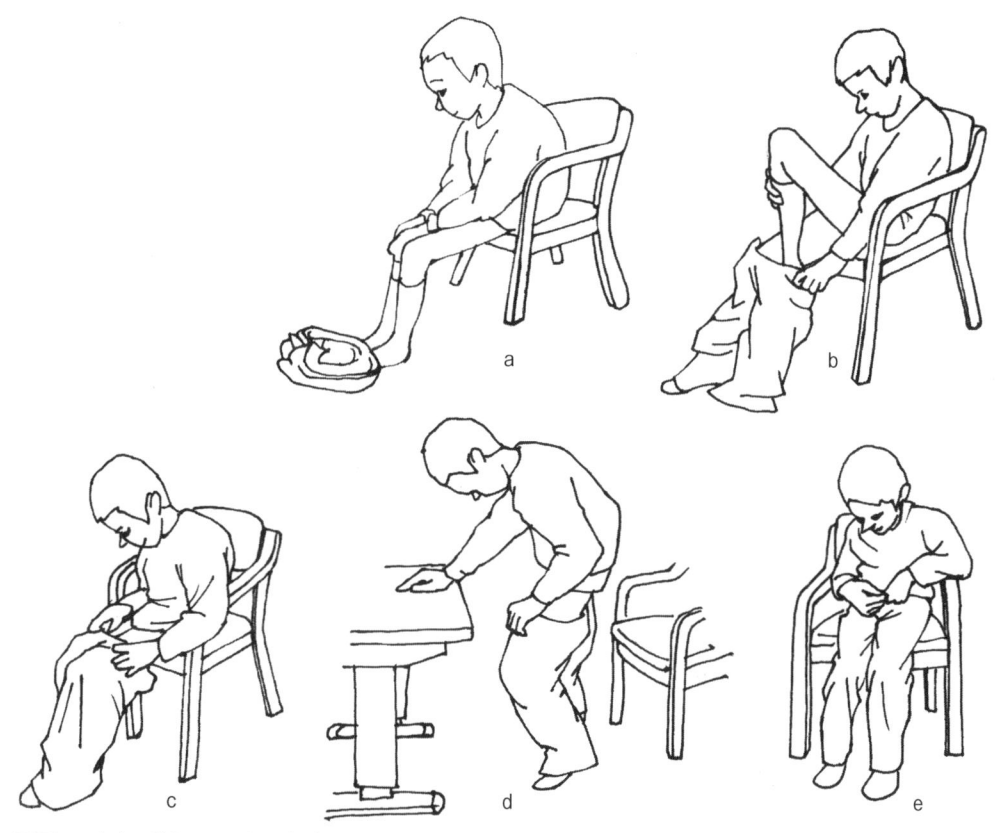

図56 ズボン着脱の一連の姿勢と操作
　　a：椅子に座っている子どもの足下に，ズボンの穴を上にして置く
　　b：椅子座位のままで足を穴に入れる
　　c：両手で大腿部まで引き上げる
　　d：立位になり前方のテーブルに肘支持か手支持，または体幹をもたれかけて，一側ずつ腰まで引き上げる
　　e：椅子に座って前方のホックをかける

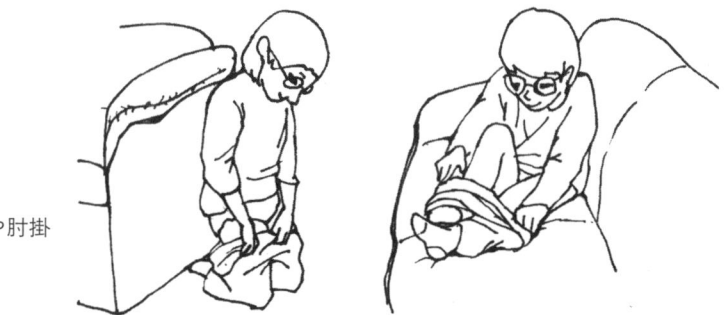

図57 ソファの背もたれや肘掛けを利用できる

対して一側坐骨での支持を補うことができれば，両手がうまく使用できる．次に肘掛けを上部に上げて，一側の手をついてもう一側で腰までズボンを引き上げるか，または前方のローテーブルにからだをのせるようにして腰を上げて，両手でズボンを引き上げるようにする（p122の「(2)更衣動作」参照）．

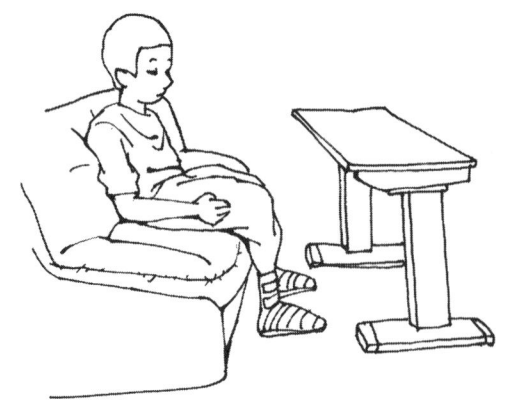

図58 動作遂行時に疲れれば，いつでも座ることができる

5．支援の実際―動作分析と応用行動分析理論，交互コミュニケーションとしての姿勢とその支援

　この項では，筆者が1990年から系統的に実践し，成果を示してきた技術についてまとめることにする．先の項で述べた動作分析と応用行動分析理論，姿勢指導を作業療法計画の目的に対する手段，方法として位置づけて支援を行い成果を示してきた．読者にわかりやすいように目的，動作工程と分析(評価)，活動制限と解釈，支援の方法という順で表にまとめ，支援の一部を紹介する．

　なお，「実践編」には，評価，統合と解釈，治療計画という流れで，さらに具体的に示している．

1）最重度知的障害をもつ対象者の摂食

　最重度の知的障害をもつ場合は，二次性動因の発達には限界があると考えられるが，一次性動因の発達から摂食活動の自立を支援することは可能である．1990年から認知レベルが乳幼児期後半にさしかかる程度の対象者（生後6～7カ月レベル）に対して，応用行動分析理論を手段としてスプーンでの摂食を支援してきた事例を示す．

　小学校6年生の11歳男児．スプーンの上に介助者がご飯をのせるとそれに気づき，スプーンを握り，口まで運ぶことができる．作業療法計画の目的のひとつを1つの皿からスプーンですくう，として評価と計画を立案した（**表4**）．スプーン摂食の工程から「すくう」の動作をさらに単位動作に分析する．次に応用行動分析理論の促進を選択して，その働きかけに対する対象者の活動制限を示す．△の印はわずかでも自発性が現れることを示している．この箇所から支援の方法を立案する．表外に解釈を記載する．

　次に支援の方法(計画)は，身体促進のフェイドアウトの仕方について，段階づけを行っていく．

5．支援の実際　137

表4　1つの皿からスプーンで食べるための作業療法計画

動作工程と計画				活動制限とその解釈※		支援の方法
基本動作	評価	単位動作	促進　1．言語的促進　2．視覚的促進　3．身体促進	促進に対する子どもの行動	評価	形成化のプログラム
①スプーンを握る	○	すくう	1．ご飯を食べようね	注意を向けない	×	単位動作Cの形成化　ステップⅠ
②スプーンを握り続ける	○	A．肘を台から上げる →	3．手関節を握って他動的に上部に動かす			1．ご飯を食べようね　3．食塊にスプーンを差し込み，垂直方向への身体促進をフェイドアウト
③すくう	×	B．スプーンを食塊に向かって水平に動かす →	3．手関節を握って他動的水平方向に動かす	注意を向けない	×	NO　　　YES　ステップⅡ
④口まで運ぶ	○	C．スプーンを垂直に動かす →	3．手関節を握って他動的に水平方向に動かす	食塊にスプーンがささった直後にスプーンと食塊を見る	△	垂直方向に身体促進をフェイドインする　3．食塊にスプーンを差し込む程度を弱くする

※解釈例：3．身体促進に対して，食塊にスプーンがささった直後に見る行動が促されているため，この箇所から身体促進をフェイドアウトして自発性を促す

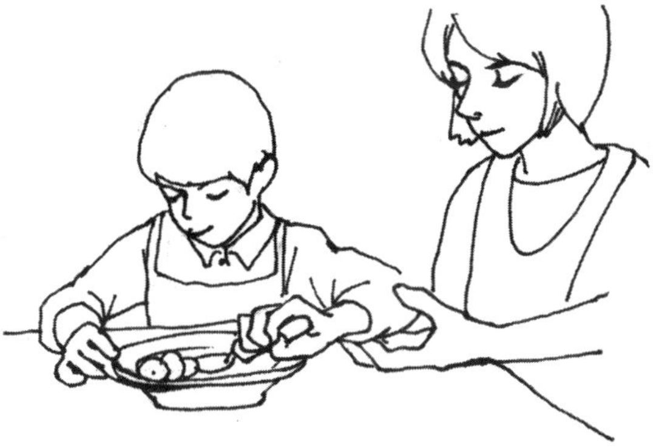

図59　介助者が肘を皿の縁まで持ち上げてあげる

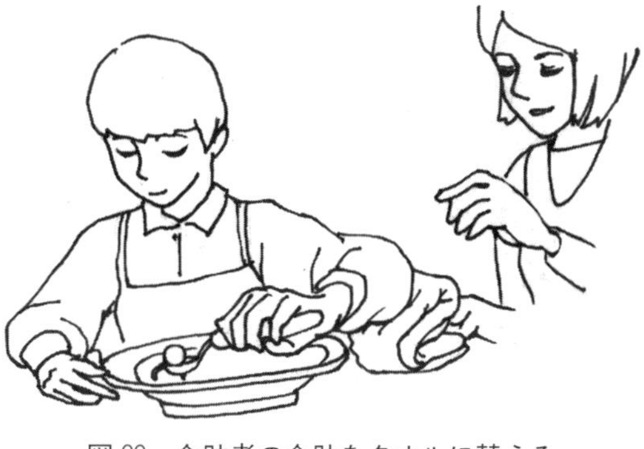

図60　介助者の介助をタオルに替える

一つひとつの単位動作が学習されると，同様に他の活動制限に対しての支援方法を立案して，「スプーンで食べる」摂食行動を形成していく．身体促進の代わりに自助具を利用する場合もある．図59は身体促進の方法の例（表4とは別の方法，p 121の「(1)食事」参照）を示している．養育者が対象児の肘をテーブルから上げている高さを図60のようにタオルで代用すると，身体促進がなくても子どもの自発性が増した．この工夫の原理は，図61に示すように皿の縁の高さまで子どもの手関節を上げることで，テーブルから子どもが腕（手関節）を上げる動作を減らすことができ，その結果すくう動作が学習しやすくなったと考える．

続いて，2つの皿に主食と副食を分けて食べることを目的とした（図62）．一度すくう動作を

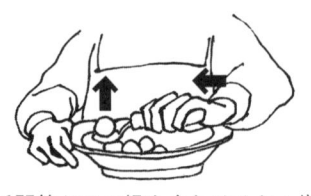

図61　手関節と皿の縁を合わせると1単位動作を減らすことができる

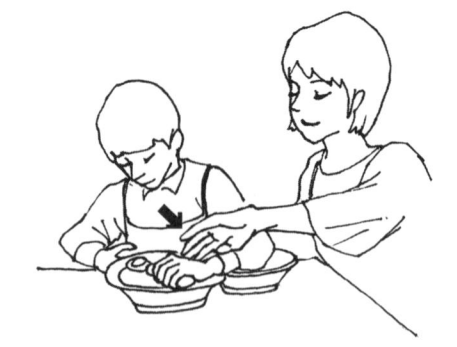

図62　正確な動きを学習するために，自発動作を軽く止めることで固有感覚受容器への働きかけを促す（➡抵抗の方向）

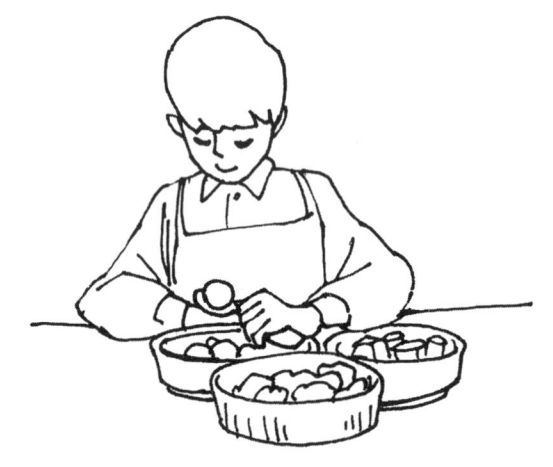

図63　3つの皿から好きなものをすくう

学習しているが，皿が2枚になることで学習要素が増えるため，身体促進を新たに行う．

　自分の好きなものを選びながら自発的にすくうことを目的とする．すくう動作が弱く，食塊にうまくスプーンが到達できないような時は，動かす方向と逆方向に動きを止める程度の力を加えて，すくう方向を学習しやすいように固有感覚受容器へのいっそうの働きかけをするような身体促進を行うことも有効と考える．すくいやすい2つの皿から交互に食べられるようになったら，図63のように市販されている底の広い皿を3つにして，さらに食べたいものを選択してすくうように学習していく．当初は，養育者がスプーンにのせてくれたものだけを口に運んでいたが，半年の支援で養護学校で3つの小さな皿から好きなものを選択して食べることができるようになった．摂食動作の学習を通して，目的をもつ行動を育んだ例といえる．つまり，養育者や自助具が自発性を促す手がかりとなって，子ども自身の育ちの力を育んだといえる．

2）脳性麻痺をもつ子どものズボンの着脱

　6歳の男児．ズボンの着脱はすべて養育者が行っていた．当初，ズボンを脱ごうとすると図64-aのように両臀部を床についたままで，どのようにすればよいのかがわからない状態であった．動作分析，活動制限と解釈，支援を表5に示す．×がついている評価の箇所が活動制限

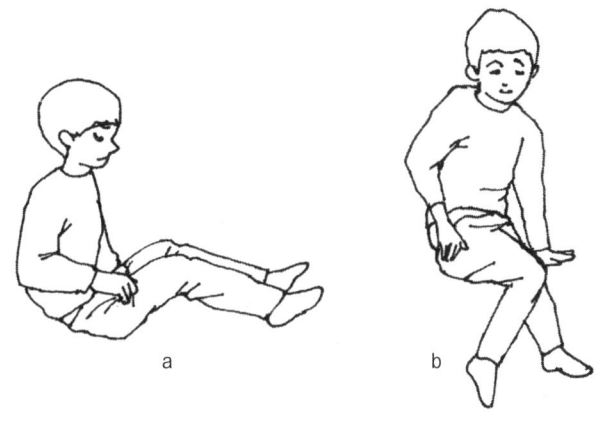

図 64 ボタンの着脱

表5 ズボンの脱衣における動作分析

動作分析		活動制限と解釈		計画
基本動作	単位動作	評価	問題となる姿勢の状態	姿勢指導
ズボンの上部を持つ	・親指を入れる ・把握する	—		
片側臀部を浮かせ，ズボンを下げる	・側方へ体重移動 ・把握の維持	×	側方への体重移動が不十分で，臀部を浮かせることができない	側方へ一側上肢を支持させ，一側坐骨での座位の安定化を図る
交互に行う	・ズボンを下げる	×		
ズボンをくるぶしまで下げる	・体幹の前屈 ・把握の維持 ・ズボンを下げる	—		
足部を床から上げ，ズボンを脱ぐ	・側方へ体重移動 ・一側下肢挙上 ・把握の維持 ・ズボンを脱ぐ	×	両手でズボンを持ち，一側下肢を挙上することができない	側方へ一側上肢を支持させ，一側坐骨支持での座位の安定化を図る

注）単位動作：ここでは，基本動作を行うために必要な運動を挙げた（最小の単位である関節運動の記載は省く）
（辛島千恵子：精神遅滞児の日常姿勢指導．日本作業療法士協会学術部（編）：作業療法マニュアル8　発達障害児の姿勢指導．日本作業療法士協会，p 36，1996 より引用）

となる．基本動作のズボンを下げることができないのは，側方の体重移動が不十分で，臀部を床から上げることができないためである．そのため，図 64-b のように側方へ一側上肢を支持させて一側座面での安定化を図る．また，足部を床から上げて，ズボンを脱ぐことができないのは，両手でズボンを保持して一側下肢を上げることができないため，側方へ一側上肢を支持させて一側座面での安定化を図る支援が活かされると考える．また，ズボンを足先から脱ぎきる時には，側臥位にちかい姿勢のほうが，下肢の屈曲運動がスムースであるために側臥位姿勢を取り入れた．

3）知的障害をもつ子どものボタンかけ

8歳の女児で歩行可能であるが，走ることはできない．普段は，図 65-a のように立位でボタ

a　　　　b

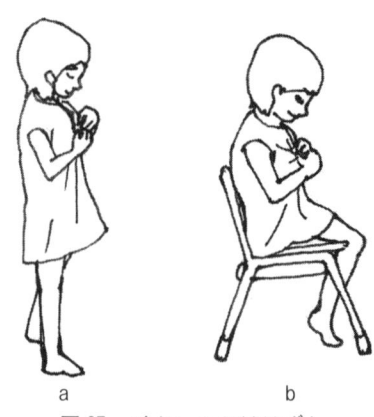

図65　ボタンのかけはずし

表6　ボタンのかけはずしの動作分析

動作分析		活動制限と解釈		計画
基本動作	単位動作	評価	問題となる姿勢の状態	姿勢指導
ボタンとボタンホールを持つ	手指で把握	ー		
ボタンをかける	・肩，肘関節の屈曲維持 ・手指の分離運動	×	努力性の上肢操作に対応できるだけの姿勢保持能力に乏しい	姿勢保持やバランスが要求されず，手指の動きができる姿勢の設定

注）単位動作：ここでは，基本動作を行うために必要な運動を挙げた（最小の単位である関節運動の記載は省く）

（辛島千恵子：精神遅滞児の日常姿勢指導．日本作業療法士協会学術部（編）：作業療法マニュアル8　発達障害児の姿勢指導．日本作業療法士協会，p 38，1996 より引用）

ンをかけているが時間がかかる．このようにボタンかけなどは，歩けている子どもにとっては重心の移動も少ないために，立位でその遂行を促すことが多い．しかし，時間がかかるということは，その姿勢を工夫する必要性があると考えたほうがよい．ボタンのような手指の微細な動きを必要とする動作では，ボタンがなかなかうまくかけられずにいるうちに，上肢に余分な力が入ることで頸，体幹が屈曲し，しだいに立位姿勢を保持するのが難しくなるため，座位姿勢がとれるように椅子を準備することで，立位よりも速くボタンをかけることができるようになった（表6，図65-b）．立位がとれることと，動作を遂行しやすい姿勢とは別と考えるほうがよい．特に軽度，中等度の知的障害をもつ子どもには，意味なく頑張ることを強いてしまいがちなので，ADL動作を遂行しやすい姿勢の工夫の重要性を再確認してほしい．

4）脳性麻痺をもつ子どもと知的障害をもつ子どもの便座への着座

両者とも10歳の男児．脳性麻痺をもつ子どもは両麻痺児である．着座は知的障害をもつ子どもにとっては，座った後にお尻の位置を整えることが難しいことが多い．座った状態で一側臀部に体重移動する時に足底が床についていないと，骨盤が後傾して不安定となる（図66-a）．また，

図66　着座

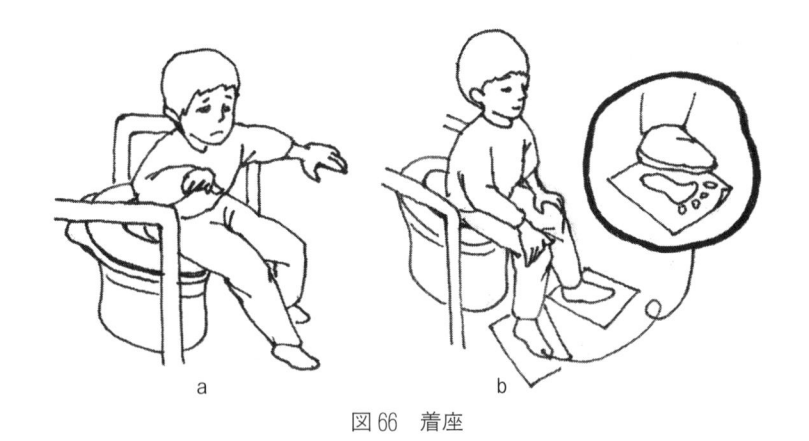

表7　洋式便器に座る動作分析

動作分析			活動制限と解釈	計　画
基本動作	単位動作	評価	問題となる姿勢の状態	姿勢指導
しゃがむ	股関節，膝関節の屈曲	－		
お尻の位置を整える	・足底を床に着ける ・一側臀部への体重重荷	×	両上肢が屈曲し骨盤が後傾位となるため，座位が不安定で体重移動が困難	両上肢を膝に置く 足底で床を押す 一側臀部を挙上

注）単位動作：ここでは，基本動作を行うために必要な運動を挙げた（最小の単位である関節運動の記載は省く）
（辛島千恵子：精神遅滞児の日常姿勢指導．日本作業療法士協会学術部（編）：作業療法マニュアル8　発達障害児の姿勢指導．日本作業療法士協会，p 39，1996より引用）

後傾すると大便をする時に踏ん張ることができない場合も多い（表7）．そのため図66-bのように，あらかじめ便座の床に足型をつけてその上に足を置くようにする．そして，上肢を両膝にのせて前かがみ姿勢をつくって，踏ん張りやすい姿勢を学習するようにする．また，脳性麻痺の子どもであっても，活動制限と解釈は同じと考えるとよい．異なるのは，両肘を置ける幅が20 cmほどのテーブルがあれば，そのテーブルにもたれて前かがみ姿勢をとることで，踏ん張っても安全な座位姿勢を保持することができる．しかし，両麻痺でも機能的に良好であるならば，前方手すりでも十分な場合も多い．目安としては，杖を使用せずに独歩可能な場合は，前方手すりで十分であるが，杖歩行をしている場合は，往々にして手すりを握り込んでしまうと屈曲優位の姿勢になりやすくなるので，手すりではなく，幅の狭いテーブルなどを使用しての前かがみ姿勢を支えられるもののほうが安全と考える．

文　献
1）東　正：新版子ども行動変容．川島書店，pp 15-160，1987
2）Finnie NR：脳性麻痺児の家庭療育．梶浦一郎，他（訳），医歯薬出版，pp 175-233，1999
3）今川忠男：発達障害児の新しい療育．三輪書店，pp 2-25，2000

4) 岩崎清隆, 岸本光夫：発達障害と作業療法 実践編. 三輪書店, pp 40-134, 2001
5) Blanche E, 他：神経発達学的治療と感覚統合理論. 高橋智宏（監訳）, 協同医書出版社, pp 2-3, 2001
6) 江藤文夫, 溝口 環, 飯島 節, 他：老年者の拡大ADLについて（会）. リハ医学 30：837, 1993
7) 園田順一, 高山 巌：子どもの臨床行動療法. 川島書店, pp 32-34, 1978
8) 辛島千恵子：精神遅滞児の日常姿勢指導. 日本作業療法士協会学術部（編）：作業療法マニュアル8 発達障害児の姿勢指導. 日本作業療法士協会, pp 24-41, 1996
9) 東　正：新版子どもの行動変容. 川島書店, pp 33-159, 1987
10) ベーカー, B.L.他：基本的な生活習慣. 学苑社, p 81, 1983
11) 辛島千恵子, 加藤哲也, 安本大樹：行動分析に基づいた摂食指導. OTジャーナル 29：437-442, 1995

参考文献
1) Mueller H：Facilitation feeding and prespeech. Pearson PH (ed)：Physical therapy services in the developmental disability. Charles C Thomas, Illinois, pp 283-305, 1972
2) 楠本敬二：早期からの育児支援. ボバースジャーナル 16：2-5, 1993
3) 福山英明：幼稚園通園のための援助. ボバースジャーナル 16：12-16, 1993
4) 岩根章夫, 他：器具「素材」の紹介・変形できるローラーの作成. ボバースジャーナル 21：234-235, 1998
5) 上杉雅之：重度児への乳幼児用座位保持椅子装置の紹介. ボバースジャーナル 21：236-237, 1998
6) 高見葉津：コミュニケーション発達を考慮した重症脳性麻痺児への食事指導. ボバースジャーナル 22：149-153, 1999
7) 明田 繁：重度障害児へのコミュニケーションエイドの導入 アテトーゼ型脳性麻痺少女の経過をふりかえりながら. ボバースジャーナル 22：159-164, 1999
8) 平井孝明, 他：重症心身障害児の生活支援. ボバースジャーナル 28：37-42, 2005
9) 辻 薫：ボバース概念に基づいた生活支援. ボバースジャーナル 28：32-36, 2005
10) 渡辺 誠：学童期重症脳性麻痺児の生活支援. ボバースジャーナル 28：43-50, 2005
11) 辛島千恵子, 野村忠雄：重度心身障害児の抵抗運動を用いた食事訓練. 作業療法 8：126-131, 1989
12) 辛島千恵子, 安本大樹, 中農 栄, 他：重度心身障害児における食事基本動作学習のステップ指導. 作業療法 7：32-33, 1988
13) 辛島千恵子, 山下京子, 山根早由里：重症心身障害児の食べこぼしについて. 作業療法 8：358-359, 1989
14) 辛島千恵子：精神遅滞児の食事. 福祉機器情報 12：64-68, 1989
15) 篠澤光子：着脱の基本的ステップをベースとして. 実践障害児教育 194：8-13, 1989
16) 鷲田孝保：作業療法における学習理論の有効性の検討. 理・作・療法 11：243-251, 1977
17) 鷲田孝保：精神遅滞の作業療法. 理・作・療法 19：306-312, 1985
18) 鷲田孝保：重度心身障害児のADL. 重度心身障害研究雑誌 10：3-9, 1985
19) 鷲田孝保, 竹井和子：摂食. 理・作・療法 19：3-9, 1985

索引

【欧文・数字】

1歳半〜3歳　28
4〜6歳　29
AAMR　55
ADL技術の根拠　37,39
ADL支援　40,89,93,94,98,100,
　102
　——の原則　125
ADL遂行に必要な姿勢　119
ADL動作における働きかけ　130
ADLにおける姿勢　116
ADLの基盤　9
ADLの姿勢に活かされる原則
　127
ADLのニーズ　93
ADLの発達指標　2
Buchwald　115
C.B.Germian　22
DSM-IV　55,76
　——診断基準　76
Germiani　89
ICD-10　55
ICF　84,86
ICIDH　84,85
Nancie R. Finnie　106
Nirje　85
PEDI　2
Pedretti　8
Rutter　76
SLB　116
WHO　85

【あ】

アテトーゼ型の脳性麻痺　48,51,
　53

【い】

育児　24
育児場面　115,116
椅子　118,140
　——の利点　134
移動　47
意図的道具性　19,20
イメージによる行動　12
医療管理　63,64
衣類の素材　68

【う】

後ろもたれ半立位　127
運動カテゴリ　18
運動機能　11

【え】

嚥下障害　65

【お】

応用行動分析理論　107,108,110,
　111,113,114,129,130,131,136
大島の障害度分類　62,63
オペラント行動　131
　——療法　58

【か】

外界とのコミュニケーション
　118
下位型分娩麻痺　74,75,76
解釈　102
外出　128
介助　39
　——による手がかり　123
　——の動線　122
快情動　20
　——の共有　19,20
　——の交流　28
学習　102
学習性の欲求　58
学習要素　138
学童期　24
下肢のボディイメージ　71
家族の生活　28
活動　84
　——の工夫　39
活動制限と解釈　138
家庭生活　23,24
家庭内相互援助図　92
家庭の役割　24,25
感覚-運動経験　102,111
感覚運動的技能　79
感覚-知覚-運動障害　46
感覚-知覚における機能障害　76
感覚-知覚-認知　11
感覚統合　11
　——の最終的副産物　13

　——の発達　11,18
感覚統合機能　46,56,63,70,72,
　75,77
感覚統合理論　107,112,113,114
感覚の組織化　18
環境因子　84
環境と道具の工夫　37
環境への工夫　39,101
環境への働きかけ　30
感情の時代　25
感情の障害　76

【き】

技術　序,115,124
基礎理論　115
機能障害　76
機能的座位姿勢　47
　——の制限　48
基本的信頼関係　24
基本的日常生活活動（基本的
　ADL）　8,30
　——の制限　47,58,70,73,75,
　78
　——の発達　28
吸引　65
強化因子　132
強化価　133
共同活動　29
共鳴動作　19
協約性　19
協約的関係　19
筋緊張の動揺　48

【け】

形成化　131
痙直型四肢麻痺の脳性麻痺　126
痙直型の脳性麻痺　125
軽度の痙性麻痺　51,52
軽度の知的障害　56,140
経鼻経管栄養　65
言語的コミュニケーション　30
言語の促進　131
言語・認知における機能障害　76
言語発達　28

【こ】

更衣　9,30,37,38,39
更衣活動　48

——の制限 52,60,67,71,73,75,79
更衣動作 122,129
——の特徴 129,130
効果 40,42
口腔機能障害 66
口腔内吸引 65
交互コミュニケーション 30,91,115,129
——としての姿勢 136
——の原点 118
交互コミュニケーションパターン 39
交互作用 90
構成的技能 79
広汎性発達障害 76
呼吸障害 65
国際機能分類 84
国際障害者年 86
国際障害分類 84
心地よい抱っこ 118
個人因子 84
個人の体験に基づいた価値システム 26,27
子育て機能 22
子育て支援 39,40,89,93,95,98,100
子育て支援事業 27
骨・関節疾患をもつ子ども 69
ごっこ遊び 29
骨盤の後傾 140
ことばによる情動の交流 29
子ども自身が遂行する動作 126
子ども自身の育ちの力 138
子どもの姿 30
個別支援 86
個別支援会議 86,94,98
個別支援計画 94,98
——における作業療法 94
——における作業療法計画 94
——の作成 88
——の目標 112
個別的ADL支援 71
コミュニケーション 47,57,64,70,72,75,77
——の原点 30
——の道具 116
——の能力 19
——の発達 19
コミュニケーション日常生活活動（CADL） 8,9
固有感覚系 12
固有感覚受容器 138

【さ】

サイクル交換 19

最重度知的障害をもつ子ども 126
最重度知的障害をもつ対象者の摂食 136
最重度の知的障害 125,127
座椅子 134
座位バランス 47,134
作業遂行課題 11
作業遂行要素 11,46,56,63,70,72,74,77
作業療法計画 41,106
——による成果 102
作業療法計画表 100
作業療法計画立案 102
作業療法士の基本的態度 28
作業療法士の働きかけ 39
作業療法士の役割 40,88
作業療法のサービス 109
作業療法の実践理論 105
作業療法のスタンダードな評価 95
作業療法の目的 39
作業療法の目標 106,109,112
作業療法場面 39
作業療法評価 94
——のプロセス 94
座布団 122
皿固定台 126
参加 84
三間表 89,90,109
——の記入 95

【し】

支援 138
——の方法（計画） 136
支援費制度 83
視覚的促進 131
視覚誘導 61
シグナル 21
——の共有 20,22
指向性 20
自己概念 28
自己導尿 74
思春期 25
自助具 137
姿勢指導 116
——の意味 115
——の原点 118
姿勢と運動の発達 12
姿勢と道具 121
姿勢への働きかけのポイント 133
姿勢変換 50
視線 20
——の共有 20
自尊感情 13,24,25,78

自発性を促す姿勢 133
自閉性障害 76
——のADL 78
——をもつ子ども 76
社会機能 11
社会生活 23,24
社会的不利益 85
社会的・文化的技能 79
社会の役割 24,25
社会リハビリテーション 22
重症心身障害児・者 62
重度心身障害をもつ子ども 62
重度の痙性麻痺 52
重度の知的障害 56,125
重力に対する不安 56
手指の微細な動き 140
手段的日常生活活動（手段的ADL） 8,10,24
上位型分娩麻痺 74,75
情緒的一体化 19
情動行動 118
情報交換の不十分 98
症例報告の指針 100
初期のコミュニケーション手段 58
食環境 66
食事 9,30,37,38,39,121
食事活動 48
——の制限 48,59,70,79
除重力運動 125
食塊 138
触覚系内の統合 63
触覚系の発達 11
触覚防衛的な反応 110
神経発達（学的）理論 107,111
信号 30
心身機能・身体構造 84
身体運動機能障害 76
身体促進 8,131,132
——のフェイドアウト 136
身体的，精神的機能障害 69,74
——の特性 46,55,62
身体的および行動的自立 25
身体的介助 37
身体的働きかけ 39
身体的表示 118
身体の回旋 61
身体表示 79
心的回転能力 60
真のニーズの掘り起こし 94,98
新米親 28
——の時期 26
心理機能 11

【す】

水頭症 73

睡眠　9
スウェーデンの障害のとらえ方
　　85
ストレス　80
ストレッサー　26
ズボンの着脱　134

【せ】

成果　40,42
生活スタイル　24
生活のいとなみ　30,39
生活の再生　28
生活の主体者　29
生活の地図　8,89,102,112
　　――の活用方法　90
　　――の活用目的　90
　　――の作り方　90
清潔　9,30
清潔（入浴・整容）活動　73,76
　　――の制限　50,60,66,79
成功体験　120
精神的自立　24,25
生態学的ソーシャルワーク　89
生態学的ソーシャルワーク理論
　　22
生態学理論　22,89
生得的な欲求　58
青年期　25
整容動作　123
摂食機能　48
　　――の障害　48,49,66
　　――の制限　79
摂食障害の臨床像　49
摂食動作　129
　　――の特徴　129,130
全型分娩麻痺　74
洗顔　50
前庭感覚系　12
先天性多発性関節硬化症　69
蠕動運動　69
前方手すり　141

【そ】

相互関係図　92
ソーシャルワーク実践生活モデル
　　22
側臥位姿勢　139
促進（prompting）　131,136

【た】

体位変換　48
代償動作　71
第二次性動因　125
大脳皮質　19

代用　137
抱っこと椅子　116
単位動作　129,137
段階づけ　136

【ち】

地域生活活動　8,10,24
地域生活のコーディネーター的役
　　割　114
地域の保育園　114
知的機能の低下　56
知的障害　55,133,140
　　――の特性　80,125
　　――をもつ子ども　55
　　――をもつ子どもの作業療法計
　　　画　112
　　――をもつ子どもの治療理論
　　　112
　　――をもつ子どもの便座への着
　　　座　140
　　――をもつ子どものボタンかけ
　　　139
中間姿勢　119
中枢性神経障害　46
中等度の痙性麻痺　51,52
中等度の知的障害　56,127,140
聴覚の定位　18
治療理論　106

【つ】

杖歩行レベルの脳性麻痺　128

【て】

ディスカッション　95
低反発クッション　122
テーブル　126,141
　　――の役割　134
手がかり　8,123,138
適合／不適合　26
デモンストレーション　95

【と】

動因　58,130
同期行動　19
道具に活かされる原則　126
動作　20
動作分析　102,129,136,138
到達レベル　102
トータルケアプラン　92
特別支援教育　83
特別なニーズ　83

【に】

二次性動因　58
　　――の障害　58
二分脊椎　72
二分脊椎症をもつ子ども　72
乳児期　24,28
入浴　30
入浴活動　48,50
尿失禁　69
妊娠期・新米親期　27
認知機能の偏り　78,79
認知的共感　78
認知・微細カテゴリ　18

【ね】

ネガティブな感情　26
ネガティブな自己概念　27

【の】

脳性麻痺　46,133
　　――の特性　125
　　――をもつ子ども　46
　　――をもつ子どもの作業療法計
　　　画　106
　　――をもつ子どものズボンの着
　　　脱　138
　　――をもつ子どもの便座への着
　　　座　140
ノーマライゼーションの理念　85
望ましい行動を強化する方法
　　132
望ましくない行動を軽減させる方
　　法　133

【は】

背景因子　84
排泄　9,30
排泄活動　53,76
　　――の制限　61,68,71,74
排泄機能障害　69
排泄活動　48
　　――の制限　53,80
排泄動作　123
　　――の特徴　129,130
排便　74
働きかけの基本　129
発達遅滞　46
発達の指標　30,37
母親の障害受容　70
母親の抱っこ　67
母親の同期行動　64
バランス障害　59

半膝立ち位と前もたれ姿勢　127

【ひ】

鼻腔経管　65
非言語的コミュニケーション　20,30,57
非言語的信号　30
肘置きクッション　127
皮質下レベル　18
皮質レベル　19
微笑の共有　19
評価のポイント　95
表情　19,20,30
　　——の変化　68

【ふ】

フェイドアウト（fade out）　131
フェイドイン（fade in）　131
腹臥位でのバランス反応　47
文化＝社会システム　26
踏ん張りやすい姿勢　141
分泌物　65
分娩麻痺　74
　　——をもつ子ども　74

【へ】

ベテラン親期　27
変形拘縮　72
偏食・異食　79

便秘　69
弁別刺激　8

【ほ】

保育士　114
膀胱直腸障害　72,74
ポジティブな概念　27
ポジティブな感情　26
ボタンかけ　139
歩容が不安定な軽度知的障害　128

【ま】

前かがみ姿勢　141
前もたれ立位　128

【み】

身のまわり活動　8,9
身を委ねられる椅子の原型　118

【め】

目と目の絆　20

【も】

目的の設定　102
目標達成のための方法　39
問題行動　79

【よ】

養育者と子どもの交互コミュニケーション発達理論　107,108,111,112,113
養育者と子どもの交互作用　90
養育者の姿　30
養育者の知覚＝評価システム　26
養育者の手の代わりの手がかり　124
養育者の発達　25
養育者の文化＝社会システム　27
幼児期　24,28

【ら】

ライフステージ　23

【り】

リスポンデント行動　131
立位バランス　134
両側障害　75
両麻痺　53
両麻痺児　140
旅行　128

【れ】

連合運動　134
連合反応　48,134
連鎖化　60,131,132

著者略歴

辛島千恵子（からしま　ちえこ）

1978年，国立療養所近畿中央病院附属リハビリテーション学院作業療法科卒業
2001年，佛教大学社会学部卒業
2003年，金沢大学大学院医学系研究科保健学専攻（前期過程）修了
2006年，同　　　　　　　　　　　　　　　　（後期課程）修了，保健学博士
1978年に吹田療育園勤務，1980年から1997年まで石川整肢学園勤務．
1998年から2007年までYMCA米子医療福祉専門学校（専任教員），金沢大学医学部保健学科（助手），四條畷学園短期大学（教授），四條畷学園大学（教授），名古屋大学医学部保健学科（教授）を経て，現在，学校法人藍野大学びわこリハビリテーション専門職大学リハビリテーション学部作業療法学科（教授）．
共著書として，「発達障害療育訓練ハンドブック第4集」（日本精神薄弱者福祉連盟，1991），「発達障害児の姿勢指導」（日本作業療法士協会，1996），「イエローノート専門編」（メジカルビュー社，2007）など．

発達障害をもつ子どもと成人，家族のためのADL
〜作業療法士のための技術の絵本〜

発　行　2008年3月11日　第1版第1刷
　　　　2022年2月1日　第1版第3刷Ⓒ

著　者　辛島千恵子
発行者　青山　智
発行所　株式会社　三輪書店
　　　　〒113-0033　東京都文京区本郷6-17-9
　　　　☎ 03-3816-7796　FAX 03-3816-7756
　　　　https://www.miwapubl.com
印刷所　壮光舎印刷　株式会社

本書の内容の無断複写・複製・転載は，著作権・出版権の侵害となることがありますのでご注意ください．

ISBN 978-4-89590-293-9 C3047

JCOPY 〈出版者著作権管理機構　委託出版物〉
本書の無断複製は著作権法上での例外を除き禁じられています．
複製される場合は，そのつど事前に，出版者著作権管理機構（電話 03-5244-5088, FAX03-5244-5089, e-mail：info@jcopy.or.jp）の許諾を得てください．